Kohlhammer

Die Autorin, der Autor

Ilona Hülsmann, Heilpädagogin, ist Inklusionsbeauftragte der Kliniken Lörrach. Sie übt zudem eine beratende Tätigkeit bezüglich des Neubaus des Zentralklinikums Lörrach im Sinne des universellen Designs aus und ist Landesfachgruppensprecherin im Fachbereich »erwachsene Menschen mit sog. Behinderungen« in Baden-Württemberg für den Berufs- und Fachverband Heilpädagogik (BHP) e.V. Seit Herbst 2024 ist sie zudem an der Katholischen Hochschule Freiburg als Lehrkraft für besondere Aufgaben tätig.

Prof. Dr. Heinrich Greving lehrt Allgemeine und Spezielle Heilpädagogik an der Katholischen Hochschule NRW in Münster.

Ilona Hülsmann, Heinrich Greving

Menschen mit Behinderungen im Krankenhaus

Begleitung und besondere
Herausforderungen im stationären Setting

Verlag W. Kohlhammer

Dieses Werk einschließlich aller seiner Teile ist urheberrechtlich geschützt. Jede Verwendung außerhalb der engen Grenzen des Urheberrechts ist ohne Zustimmung des Verlags unzulässig und strafbar. Das gilt insbesondere für Vervielfältigungen, Übersetzungen, Mikroverfilmungen und für die Einspeicherung und Verarbeitung in elektronischen Systemen.

Die Wiedergabe von Warenbezeichnungen, Handelsnamen und sonstigen Kennzeichen in diesem Buch berechtigt nicht zu der Annahme, dass diese von jedermann frei benutzt werden dürfen. Vielmehr kann es sich auch dann um eingetragene Warenzeichen oder sonstige geschützte Kennzeichen handeln, wenn sie nicht eigens als solche gekennzeichnet sind.

Es konnten nicht alle Rechtsinhaber von Abbildungen ermittelt werden. Sollte dem Verlag gegenüber der Nachweis der Rechtsinhaberschaft geführt werden, wird das branchenübliche Honorar nachträglich gezahlt.

Dieses Werk enthält Hinweise/Links zu externen Websites Dritter, auf deren Inhalt der Verlag keinen Einfluss hat und die der Haftung der jeweiligen Seitenanbieter oder -betreiber unterliegen. Zum Zeitpunkt der Verlinkung wurden die externen Websites auf mögliche Rechtsverstöße überprüft und dabei keine Rechtsverletzung festgestellt. Ohne konkrete Hinweise auf eine solche Rechtsverletzung ist eine permanente inhaltliche Kontrolle der verlinkten Seiten nicht zumutbar. Sollten jedoch Rechtsverletzungen bekannt werden, werden die betroffenen externen Links soweit möglich unverzüglich entfernt.

1. Auflage 2024

Alle Rechte vorbehalten
© W. Kohlhammer GmbH, Stuttgart
Gesamtherstellung: W. Kohlhammer GmbH, Stuttgart

Print:
ISBN 978-3-17-041945-2

E-Book-Formate:
pdf: ISBN 978-3-17-041946-9
epub: ISBN 978-3-17-041947-6

Inhalt

Einleitung			7
1	**Grundlegende Strukturen**		**11**
	1.1	Die Bedeutung der Bereiche: elektiv stationär, elektiv ambulant, Notfälle stationär, Notfälle ambulant	11
		1.1.1 Elektive Versorgung (stationär)	11
		1.1.2 Elektive Versorgung (ambulant)	12
		1.1.3 Notfall ambulant und stationär	12
	1.2	Hinweise zur Didaktik/Methodik des Buches bzw. zur Gliederung der Kapitel/Themen	13
	1.3	Relevanz von Schulungen	14
		Zum Aufnahme- und Entlassmanagement	16
2	**Exemplarischer Ablauf**		**21**
	2.1	Vorbereitung/Aufnahme	21
	2.2	Diagnostik	24
	2.3	Aufklärung und Behandlung	26
	2.4	Begleitung und Versorgung	27
	2.5	Entlassmanagement und Nachsorge	29
	2.6	Hilfsmittelversorgung	30
3	**Ausgewählte Themenbereiche**		**33**
	3.1	Kommunikation und Transparenz	33
		Beziehungsaufbau	38
		Fokussierung	42
		Evokation	43
		Planung	45
	3.2	Herausforderndes Verhalten	81
	3.3	Barrierefreiheit und Universelles Design	84
		Barrierefreiheit	84
		Universelles Design	89
	3.4	Finanzierungs- und Abrechnungsmöglichkeiten	92
		Finanzierung Kliniken	92
		Diagnosis Related Group (DRG)	93

| | 3.5 | Besondere Herausforderungen: Krisen, onkologische Prozesse, Sterbebegleitung, Tod .... | 94 |
| | | Fazit und weiterführende Hinweise .... | 97 |

Literatur **99**

Einleitung

In diesem Band werden grundlegende Themenfelder zur Begleitung und Assistenz von Menschen mit Beeinträchtigungen im Krankenhaus, bzw. in Kliniken vorgestellt. Warum erscheint dieses notwendig zu sein?

In Kliniken sind die allgemeine Aufklärung und Beratung für Menschen mit Beeinträchtigungen extrem wichtig, um Verunsicherungen, Unsicherheiten und Ängste zu vermeiden. Aber: Mitarbeitende aus den medizinischen Handlungsfeldern stoßen oftmals auf Barrieren in der Aufklärung und dem Zugang von medizinischen Informations- und Aufklärungsmaterialien und der medizinischen Versorgung. Da das Klinikpersonal in den Ausbildungsinhalten keine curricularen Verpflichtungen mit dem Schwerpunkt zum Thema Menschen mit Beeinträchtigungen hat, fordert z. B. der Deutsche Caritasverband in einer Pressemitteilung aus dem Jahr 2021:

> »Der Deutsche Caritasverband und sein Fachverband Caritas Behindertenhilfe und Psychiatrie fordern, dass Wissen über die Begleit- und Folgeerkrankungen behinderter Menschen, über die Barriere-Erfahrungen von Patientinnen und Patienten mit Behinderungen und über barrierefreie Kommunikation (z. B. in Leichter Sprache) fester Bestandteil aller Studiengänge und Ausbildungen im Gesundheitswesen werden.« (Deutscher Caritasverband e. V., 2021, o. S.)

Durch diese festen Bestandteile in der Ausbildung, sowie im Studium soll der Umgang des medizinischen Fachpersonals mit Menschen mit Beeinträchtigungen verbessert werden. Stellt man diesen Forderungen das Düsseldorfer Curriculum der Medizin 2023 gegenüber, kann die Aussage der Caritas nur bestätigt werden, nämlich das aktuell die Medizin Menschen mit Beeinträchtigungen noch nicht gleichgestellt im Fokus ihres beruflichen Interesses hat (vgl. Düsseldorfer Curriculum Medizin, 2023, o. S.).

Ein weiteres Beispiel für eine notwenige Aufklärung im medizinischen Bereich ist die oft wahrnehmbare Vermutung, dass alle Menschen mit Beeinträchtigungen einen Einwilligungsvorbehalt haben. Jedoch sollen Menschen mit Beeinträchtigungen – nach adäquater Aufklärung – selbst entscheiden können, ob sie der Diagnostik und/oder Behandlung zustimmen. Zudem wird der Einwilligungsvorbehalt zunehmend kritisch bewertet, denn nach Art. 12 der UN-BRK ist davon auszugehen, dass alle Menschen handlungs- und entscheidungsfähige Rechtssubjekte sind, und gerade deswegen muss die Aufklärung und der Zugang zu Informationen in allen Belangen als Teilhabe- und Partizipationsgrundlage barrierefrei sein.

Auch wenn die UN-BRK in Artikel 25 voraussetzt, dass Menschen mit Beeinträchtigungen die gleiche, medizinische Behandlung, Vorsorge und Rehabilitation erhalten sollen, wie Menschen ohne Beeinträchtigungen ist ein erhebliches Defizit im Klinikkontext zu erkennen. Unter Umständen kann dieses darin begründet liegen, dass die Medizin Behinderung und/oder Beeinträchtigungen anders definiert als die Heilpädagogik, sie somit aufgrund der historischen und disziplinbezogenen Wurzel unterschiedliche Kommunikationsstrukturen nutzen und/oder andere Menschenbilder haben. Der Kern der Medizin ist es, kranke Menschen zu heilen – im Unterschied zur Heilpädagogik, in welcher eine ganzheitliche/holistische teilhabeorientierte Begleitung und Assistenz in Bezug auf die Gesellschaft im Mittelpunkt des professionellen Handelns steht. Somit kann hypothetisiert werden, dass Mediziner und Medizinerinnen im Regelfall Beeinträchtigungen, bzw. Behinderungen als defizitär wahrnehmen, die nicht heilbar sind. Nur liegt der Fokus eben nicht auf der Wiederherstellung einer nichtbehinderten Psyche und/oder Physis, sondern auf der Wiederherstellung der individuellen Gesundheit, z.B. durch eine Operation nach einer ausführlichen Aufklärung/Erklärung und/oder der Prävention durch Impfungen, gesunder Ernährung und/oder Vorsorge. Wir wählen für den Titel dieses Bandes den Begriff der ›Behinderung‹, da dieser im Rahmen der WHO und der ICF die soziale Dimension der Zuschreibung, bzw. der Konstruktion von Behinderung auf dem Hintergrund einer (erworbenen oder durch die Geburt bedingten) Beeinträchtigung bezeichnet.

Um nun die Aufklärungs-, Behandlungs- und Assistenzkompetenz der medizinisch Tätigen in diesem Feld zu verbessern geht dieser einführende Band hierzu in folgenden Schritten vor:
Zuerst werden die grundlegenden Strukturen dieses Themenfeldes erörtert (▶ Kap. 1). Hierbei stehen in einem ersten Schritt die Bedeutungen der Bereiche: elektiv stationär, elektiv ambulant, Notfälle stationär und Notfälle ambulant im Mittelpunkt des Interesses. Im Anschluss hieran werden kurze Hinweise zur Didaktik/Methodik des Buches bzw. zur konkreten Gliederung der Kapitel und Themen gegeben. Diese einführenden Hinweise schließen ab mit einigen Erläuterungen zur Relevanz von Schulungen.
Im zweiten Kapitel (▶ Kap. 2) werden grundsätzliche Hinweise zu einem exemplarischen Ablauf einer möglichen Behandlung von Menschen mit Beeinträchtigungen in Kliniken gegeben. Hierbei werden folgende Schritte konkretisiert:

- Vorbereitung/Aufnahme,
- Diagnostik,
- Aufklärung und Behandlung,
- Begleitung und Versorgung,
- Hilfsmittelversorgung,
- Entlassmanagement und Nachsorge.

Zu jedem Handlungsschritt finden die Leserinnen und Leser differenzierte Praxisbeispiele vor.
Das nächste Kapitel (▶ Kap. 3) setzt sich mit für die Handlungspraxis ausgewählten Themenbereichen auseinander. Hierzu werden folgende Inhalte methodologisch und methodisch dargelegt: Kommunikation und Transparenz (▶ Kap. 3.1), grundlegende Erläuterungen zum Herausfordernden Verhalten, Hin-

weise zur Barrierefreiheit und zum Universellen Design, notwendige Grundlagen zu den Finanzierungs- und Abrechnungsmöglichkeiten sowie einige Erörterungen zu besonderen Herausforderungen, welche sich im Klinikkontext als relevant für die Arbeit mit Menschen mit Beeinträchtigungen darstellen (wie z. B. onkologische Prozesse, Krisen und Krisenmanagement, Sterbebegleitung, die Erfahrung des Todes) (▶ Kap. 3.2).

Dieser Band schließt ab mit kurzen weiterführenden Hinweisen zur Bilanzierung dieses Themenfeldes und zu Fort- und Weiterbildungsnotwendigkeiten.

1 Grundlegende Strukturen

Menschen mit Beeinträchtigungen werden in Kliniken in allen Bereichen versorgt. Somit lässt sich vorwegsagen, dass nicht nur Ärzt:innen und Pflegepersonal, sondern auch Personen aus der Administration (Aufnahme- und Entlassmanagement, Verwaltung, etc.) und ggf. auch aus dem Funktionsdienst (Technik) auf diesen Personenkreis aufmerksam gemacht werden müssen.

Aber auch wenn diese Versorgung in vielen Bereichen herausfordern sein kann, gibt es bestimmten Bereiche, in denen es durch eine gute Planung gelingen kann, Menschen mit Beeinträchtigungen bestmöglich zu versorgt und zu behandeln.

In dem folgenden Kapitel werden die unterschiedlichen Bereiche der Klinik benannt und im methodischen Teil näher mit der Praxis verbunden.

1.1 Die Bedeutung der Bereiche: elektiv stationär, elektiv ambulant, Notfälle stationär, Notfälle ambulant

1.1.1 Elektive Versorgung (stationär)

Gerade in der Versorgung von einem geplanten Eingriff lassen sich durch eine gute Vorbereitung und Planung in Kooperation mit allen Beteiligten – rechtliche Betreuung, (pädagogische) Fachkräfte der besonderen Wohnform/ambulanter Assistenz, die betroffene Person, das Arzt- Pflegepersonal und/oder der Sozialdienst, bzw. heilpädagogische Fachkräfte – Stresssituationen vermeiden.

Die Aufnahme kann im Vorfeld abgesprochen werden. Besonderheiten im Umgang mit Patient:innen können benannt werden, wie z.B. Angst vor Nadeln, besondere Reaktionen bezüglich Gerüchen, Reizüberflutung durch Licht, o.ä. Vorbereitungen können getroffen werden, wie z.B. das Herrichten des Zimmers oder auch das Reduzieren von Möbeln im Zimmer. Zudem ist eine transparente Kommunikation zwischen allen Beteiligten in der gesamten Behandlungs- und oder Diagnosezeit extrem wichtig. So kann auch das Entlassmanagement geplant und abgesprochen werden – gerade in ambulanten Wohnformen ist die Wohngruppe nicht rund um die Uhr besetzt und eine Rückführung in die Wohnform nicht zu jeder Zeit möglich.

1.1.2 Elektive Versorgung (ambulant)

Bei der ambulanten, geplanten Untersuchung, wie z. B. einer MRT, ist die Kooperation zwischen allen Beteiligten genauso wichtig, wie in der der stationären, elektiven Versorgung. Termine können abgesprochen, Wartezeiten verkürzt, herausforderndes Verhalten vermieden werden. Es ist hierbei wichtig zu wissen, dass es oftmals niedergelassene, radiologische Praxen gibt, welche einen Kooperationsvertrag mit den Krankenkassen haben, von denen die Untersuchung finanziert wird (auch eine Untersuchung, bei der die Patient:innen sediert werden müssen!). Krankenhäuser haben in der Regel kein Budget für diese Diagnostik, außer, die Patient:innen werden stationär aufgenommen, es wird ein Antrag (außerhalb vom Regelfall) an die Krankenkasse gestellt oder aber es handelt sich um eine Untersuchung im Rahmen der üblichen Behandlung nach Leistungskatalog (stationäre Aufnahme, begründeter Notfall/Verdacht). Ein Antrag außerhalb vom Regelfall bei den Krankenkassen kann jedoch im schlimmsten Fall eine erhebliche Verzögerung der Durchführung bedeuten. Hier lohnt es sich im Notfall in größeren Städten oder bei Universitätskliniken bezüglich einer Diagnostik nachzufragen.

1.1.3 Notfall ambulant und stationär

In diesem Bereich gibt es die meisten Hürden und Probleme. Ungeplante, akute Fälle, im schlimmsten Fall noch mit herausforderndem Verhalten, kollidieren mit dem sowieso schon hektischen Notfalldienst. Die Warteräume sind oftmals überfüllt, auf den Fluren und in den Wartebereichen ist es laut und geschäftig, das behandelnde Personal arbeitet oftmals unter Zeitdruck und muss sich binnen Sekunden für die Reihenfolge der Notwendigkeit einer Behandlung entscheiden.

Auf der anderen Seite sind diese Eindrücke nicht nur für Menschen mit kognitiven Beeinträchtigungen herausfordernd, sondern ebenso für Menschen mit Migrationsbiografie, dementiell erkrankte Menschen, Kindern oder auch jedem nicht beeinträchtigen Menschen in Notfallsituationen (blutende Wunde, Schmerzen, krankes Kind, etc.).

Denn gerade das Erleben in der Notaufnahme – in der Situation einer akuten Verletzung oder Erkrankung in Kombination mit dem unruhigen und befremdlichen Setting – kann zu Unsicherheiten und somit auch zu herausforderndem Verhalten führen. Im Gegensatz zu elektiven Prozessen ist hier kaum etwas planbar, sondern nur gut begleitbar mit dem (basis-) Wissen (z. B. herausforderndes Verhalten, unterstütze Kommunikation, etc.) rund um das Thema Beeinträchtigungen.

1.2 Hinweise zur Didaktik/Methodik des Buches bzw. zur Gliederung der Kapitel/Themen

Dieser kurze Band versteht sich als praxisrelevantes Kompendium für alle Disziplinen, welche hiermit in Kontakt treten. Er bezieht sich auf grundsätzliche Themenbereiche der Begleitung, Assistenz und Behandlung/Diagnostik in Bezug auf Menschen mit Beeinträchtigungen in Krankenhäusern und Kliniken. In den drei zentralen Kapiteln dieses Buches werden sowohl prinzipielle organisatorische Strukturinhalte (so in diesem ersten Kapitel zur Bedeutung der Bereiche (▶ Kap. 1.1): elektiv stationär, elektiv ambulant, Notfälle stationär, Notfälle ambulant, sowie zur Relevanz von Schulungen), als auch praxisbezogene Hinweise (im ▶ Kap. 2 zum exemplarischen Ablauf einer möglichen Behandlung von Menschen mit Beeinträchtigungen) gegeben. Eine methodologische und methodische Konkretisierung der Themenfelder erfolgt im ▶ Kap. 3 zu den Thematiken: Kommunikation und Transparenz, grundlegende Erläuterungen zum Herausfordernden Verhalten, sowie Hinweise zur Barrierefreiheit und zum Universellen Design. Ebenso werden notwendige Grundlagen zu den Finanzierungs- und Abrechnungsmöglichkeiten angeschnitten. Zudem erfolgen Erläuterungen zu besonderen Herausforderungen, welche sich im Klinikkontext als bedeutsam darstellen, wie z. B. bei onkologischen Prozessen, Krisen und Sterbebegleitung.

Da die Struktur des Krankenhauses für Menschen mit Beeinträchtigungen eine – wie für alle anderen Patienten auch – außergewöhnliche, manchmal verstörende und irritierende Struktur hat, wird es in allen Kapiteln dieses Bandes zu einer Vernetzung von strukturellen Themen mit individuellen Inhalten in Bezug auf die Begleitung von Menschen mit Beeinträchtigungen kommen. Die grundsätzliche Vorgehensweise besteht somit in einer konsequenten Umsetzung einer interdisziplinären, ja manchmal sogar transdisziplinären Betrachtung und Konkretisierung der einzelnen Themen. Die spezifischen Inhalte der Organisation »Krankenhaus« werden somit mit spezifischen (und manchmal sehr individuellen) Inhalten und möglichen Erlebensweisen der Menschen mit Beeinträchtigungen verknüpft. Diese werden wiederum in einer Zusammenschau mit Methoden und Konzepten der Heilpädagogik in Verbindung gebracht, bzw. aufeinander bezogen.

Obwohl sich somit alle Kapitel und Unterpunkte auf einzelne und individuelle Inhalte fokussieren, müssen diese im Alltag – bzw. in der dann möglichen konzeptionellen Umsetzung in einer je spezifischen Klinik – aufeinander bezogen und miteinander vernetzt und konkretisiert werden. Die Forderung nach einer disziplinübergreifenden Netzwerkarbeit für eine interdisziplinäre Vorgehensweise, zum Wohle aller Beteiligten, wird in diesem Buch somit methodisch skizziert – sie muss in jedem konkreten Einzelfall aber im je spezifischen Krankenhaus eingelöst werden.

1.3 Relevanz von Schulungen

Wie bei den oben genannten Punkten kurz angesprochen, ist ein (Basis-)Wissen und die Transparenz rund um das Thema Menschen mit Beeinträchtigungen im Klinikalltag unerlässlich.

In beiden Bereichen (also der sog. Eingliederungshilfe und den Krankenhäusern) arbeiten die Fachkräfte mit dem Menschen. Man könnte davon ausgehen, dass das Klinikpersonal im Bereich Menschen mit Beeinträchtigungen in der Ausbildung geschult wird, doch weder Ärzte noch Pflegekräfte bekommen ausreichende, inhaltliche Informationen in Bezug auf Menschen mit Behinderungen. Hier kann auf den geschichtlichen Kontext von Menschen mit Beeinträchtigungen verwiesen werden, welche lange Zeit nicht im Klinikkontext wahrgenommen wurden, da sie zumeist durch und in Komplexeinrichtungen versorgt wurden.

Diese Komplexeinrichtungen sind historisch aus dem Kontext der Almosenfürsorge des Mittalters entstanden. Zu dieser Zeit sollten die Menschen Abbilder Gottes, also nicht beeinträchtigt sein. Aufgrund von Behinderungen wurden Menschen jedoch aus der Gesellschaft ausgeschlossen, durften z. B. nicht an kirchlichen Ritualen teilnehmen. Die Beeinträchtigung galt in den meisten Fällen als Strafe Gottes und verwies auf ein Fehlerverhalten der Eltern und/oder des Betroffenen selbst. Auf der anderen Seite gab es jedoch das Gebot der Nächstenliebe, sowie die Fürsorge für Schwächere. Somit waren die Klöster angewiesen, Menschen mit Behinderungen in irgendeiner Art und Weise zu versorgen. Neben der Versorgung von Waisenkindern, welche jedoch aufgrund der körperlichen und geistigen Unversehrtheit später zum Wohle der Gesellschaft durch Arbeitsleistung beitragen konnten, wurden später auch Menschen mit Beeinträchtigungen in sogenannten Irrenanstalten und/oder Tollhäusern untergebracht, bzw. wurden sie dort lediglich verwahrt, da man davon ausging, dass sie nichts Relevantes zum Wohle der Gesellschaft beitragen konnten (vgl. Greving/Ondracek 2024, 24ff). Eine der ersten, 1606 erwähnten, Anstalten dieser Art war die Klinik für Irre und Epileptische in Frankfurt am Main, welche in der Tollgasse erbaut wurde und auf der sich nun die Börsenstraße befindet (vgl. Dörhöfer 2019, o. S.).

Der Stellenwert von Menschen mit Beeinträchtigungen veränderte sich historisch auch nicht in der Zeit der Reformpädagogik, da zwar hier die Vernunft und der Verstand in den Vordergrund gerückt, und nicht mehr die Gebote Gottes allein befolgt wurden, aber gerade diese Vernunft und den Verstand sprach man Menschen mit Behinderungen ab. In Gerichtsverfahren z. B. wurden ebenso wenig Menschen mit geistigen Behinderungen zugelassen, wie Sinnesbeeinträchtigte Menschen, also sog. Blinde und Taube (vgl. Greving/Ondracek 2024, 30ff).

Einer der wichtigsten Aspekte ist jedoch die Zeit des Nationalsozialismus. Es muss nicht erwähnt werden, dass Hitler eine ›Rasse‹ züchten wollte, die fehlerfrei, stark und athletisch war. Menschen mit Behinderungen entsprachen nicht diesem Ideal. 1920 schrieben Bindig/Hoche das Buch »Die Freigabe und Vernichtung lebensunwerten Lebens. Ihr Maß und ihre Form«. Dieses Buch setzte Hitler ein, um die Massenvernichtung von behinderten Menschen und Kranken durchzusetzen. Durch die Aktion T4 verloren bis zu 300.000 Menschen ihr Leben auf grausame Art und Weise (vgl. ausführlich Lebenshilfe o. J., o. S.). Die Dunkelziffer wird jedoch durchaus höher sein. 1933 erließ Hitler zudem das »Gesetz zur Verhütung erbkranken Nachwuchses« in dem er die Zwangssterilisation von Menschen mit Beeinträchtigungen anordnete. Dieses mag an folgendem Zitat aus dem Reichsblatt von 1933 deutlich werden:

»Erbkrank im Sinne dieses Gesetzes ist, wer an einer der folgenden Krankheiten leidet:
1. angeborenem Schwachsinn,
2. Schizophrenie,
3. zirkulärem (manisch-depressivem) Irresein,
4. erblicher Fallsucht,
5. erblichem Veitstanz (Huntingtonsche Chorea),
6. erblicher Blindheit,
7. erblicher Taubheit,
8. schwerer erblicher körperlicher Mißbildung.« (Reichsblatt 1933, Nr. 86)

Die Zwangssterilisation von Menschen mit Behinderungen wurde erst 1992 – im Zuge des Gesetzes zur Reform zur Vormundschaft und Pflegschaft für Volljährige – abgeschafft. Diese historische Entwicklung lässt erahnen, warum in der Nachkriegszeit so wenig Menschen mit Behinderungen in der Gesellschaft lebten. Nach dieser Zeit blieb die Versorgung von Betroffenen meist den Familien überlassen. Konnten diese keiner Versorgung nachkommen, wurden die Menschen mit Behinderungen in Großanstalten, psychiatrischen Anstalten und/oder Altenheimen verwahrt (vgl. ausf. Hülsmann 2022, 59ff).

Aus den Irrenanstalten, Narrenhäusern und Tollhäusern entstanden nun in der Folge Komplexeinrichtungen. Komplex bedeutet in diesem Kontext, dass die Versorgung in dieser Einrichtung komplett und vollständig geregelt wurde. Es gab dort Wohnbereiche, Arbeitsbereiche (meist Landwirtschaft und Hausarbeit), die Freizeit wurde auf diesem Gelände verbracht und auch die medizinische Versorgung wurde durch *Heimärzte* und *Krankenschwestern* erbracht, welche die sog. *Bewohner* in den Einrichtungen untersuchten und – so gut es ging – medizinisch versorgten. Nur in Notfällen wurden die Personen in Krankenhäuser gebracht. Mit der Zeit veränderte sich jedoch die Einstellung und die damit verbundene Versorgung in Bezug auf Menschen mit Behinderungen. Mit der Gründung der Lebenshilfe 1958 wurde z. B. der Begriff des *Schwachsinns* in *geistig Behinderte* abgewandelt. In diesem Zug ist es relevant zu erwähnen, dass in der heutigen Zeit der Begriff *Menschen mit Beeinträchtigungen* verwandt wird (vgl. Hülsmann 2022, 59ff).

Somit lässt sich deutlich erkennen, warum Menschen mit Beeinträchtigungen erst seit wenigen Jahren in intensiveren Kontakt mit Krankenhäusern gekommen sind.

Auf der anderen Seite geht das Klinikpersonal häufig davon aus, dass in Einrichtungen der Eingliederungshilfe Pflegekräfte arbeiten. Die Berufsbezeichnung des Heilerziehungspflegers kann hier in die Irre führen, denn in den meisten Bundesländern (allen?) darf diese Berufsgruppe auf rechtlicher Grundlage keine medizinische Versorgung leisten, da es sich um eine pädagogische Ausbildung mit dem Bereich der Alltagspflege (Begleitung von Hygienemaßnahmen, wie z.B. anleiten und durchführen) handelt. Es stellt sich infolgedessen die Frage, wie eine professionelle, auf den Menschen mit Behinderung bezogene, Versorgung in den Klinken stattfinden soll (ebd.).

Hierzu können in einem ersten Schritt folgende inhaltlich-organisatorischen Hinweise gegeben werden:

In der Patientenversorgung – zumindest im elektiven Bereich – ist ein adäquates, individuelles und strukturiertes Aufnahme- und Entlassmanagement unabdingbar. Die Notaufnahme stellt eine gesonderte Herausforderung dar, da diese oftmals stark frequentiert ist, das Personal (überlebens-)notwendige Entscheidungen in kürzester Zeit treffen muss und eigentlich auf einen hoch strukturierten Ablauf ausgerichtet ist. Aufgrund der hohen Frequenz ist es oftmals schwierig, wenn die Kommunikation und Interaktion nicht normentsprechend gestaltet wird oder werden kann. Anamnesen in Fremdsprachen oder bei komplexen Beeinträchtigungen verzögern den regulären Ablauf. Hier sollten z. B. Anamnesebögen barrierefrei und niederschwellig sein und/oder (heilpädagogische) Assistenzen eingesetzt werden.

Diese (und weitere) Punkte werden im zweiten Kapitel (▶ Kap. 2) dieses Buches im Hinblick auf einen exemplarischen Ablauf differenziert erläutert. Dennoch sollen sie schon jetzt, unter der Perspektive der notwendigen Strukturen und Inhalte zu planender Schulungen, skizziert werden. Im Anschluss hieran werden einige Hinweise zur Wahrnehmung von Menschen mit Beeinträchtigungen im Krankenhaus gegeben.

Zum Aufnahme- und Entlassmanagement

Vorweg: Im Aufnahme- und Entlassmanagement der Sozialdienste in Klinken sollte multi- und interprofessionell gearbeitet werden. In einigen Bundesländern sind lediglich Sozialarbeiter:innen für den Sozialdienst zertifiziert. Hier gilt es jedoch zu bedenken, dass die Heilpädagogik sich auf Menschen mit Beeinträchtigungen im gesamten Lebenslauf spezialisiert hat und dass diese Professionserfahrung in diese Prozesse miteinfließen sollte. Gerade in Bezug auf bestimmte Hilfsmittel (und deren Beantragung), z. B. aus dem Bereich Unterstützte Kommunikation (z. B. Sprachausgabegeräte) und/oder Mobilität (z. B. Körperprotesen und/oder Exoskelette), Umgang mit Syndromen und Beeinträchtigungen (z. B. Autismus-Spektrum-Störungen) und herausforderndem Verhalten ist eine multiprofessionelle Ausrichtung der Sozialdienste notwendig (s. u.).

Bei der stationären Aufnahme gilt es, möglichst im Vorfeld, zu klären welche inhaltlichen und strukturellen Besonderheiten zu beachten sind. Hierbei ist ein holistisches Konzept notwendig:

- Wie wird kommuniziert?
- Gibt es Mittel zur Unterstützten Kommunikation?
- Was kann herausforderndes Verhalten auslösen und wie sind diese Reize zu vermeiden?

- Kann das Zimmer im Vorfeld auf Patienten ausgerichtet werden (z. B. Entfernen von Reizen)?
- Was ist bei der Anamnese zu beachten und wie kann die Diagnostik durchgeführt werden, wenn ein Patient nicht offensichtlich kommunizieren kann?
- Gibt es eine Assistenz und/oder wer ist Ansprechpartner bei Fragen?
- Ebenso kann bei geplanten, ambulanten Eingriffen schon im Vorfeld entschieden werden, Patienten mit Beeinträchtigungen als erstes aufzunehmen und zu behandeln, um unnötiges Warten zu vermeiden und somit eine herausfordernde Situation zu verhindern. Die Wartezeiten sollten möglichst kurzgehalten werden und die Umgebung angemessen sein. Z. B. kann der Patient nach einer Narkose in einem separaten (ggf. reizarmen) Zimmer aufwachen, anstatt in dem Aufwachraum, in dem oftmals nicht nur eine Person liegt.
- Können die Ärzt:innen einen Einwilligungsvorbehalt feststellen oder kann dieser durch adäquate Aufklärung/Beratung aufgehoben werden, so dass der Mensch mit Beeinträchtigungen selbstwirksam – im Sinne seiner Gesundheitskompetenz – in der Lage ist, die konkrete Entscheidung zu treffen?

Bei dem Entlassmanagement ist anzumerken, dass eine frühe Entlassung von den Organisationen der Eingliederungshilfe oftmals nicht aufgefangen werden kann, denn die Dienstzeiten variieren. So kann es z. B. vorkommen, dass die Wohngruppe in einem bestimmten Zeitfenster eben nicht besetzt ist. Irrtümlich gehen Klinken häufig davon aus, dass in den von ihnen benannten *Pflege*-Heimen auch Pflegepersonal arbeitet und die *Station* auch durchgängig besetzt ist. Die (pädagogischen) Fachkräfte jedoch sind rechtlich nicht zur Pflege und medizinischen Versorgung befugt, d. h. z. B., dass sie – seitens des Gesetzes – keine Wundversorgung übernehmen können und dürfen. Zudem sind die besonderen Wohnformen auch nicht rund um die Uhr besetzt. Ebenso ist das Netz für die Nachsorge in Tagespflegeeinrichtungen und Rehabilitationskliniken für Menschen mit Beeinträchtigungen noch sehr löchrig. So gibt es in Nordrhein-Westfalen die einzige offizielle Reha-Klinik, die sich seit 30 Jahren auf Menschen mit Beeinträchtigungen spezialisiert hat (siehe https://www.ruhrtalklinik.de). Natürlich sind hier die Plätze begrenzt. Jedoch sollten sich Reha-Kliniken für Schlaganfallpatient:innen auch für Menschen mit (kognitiven) Beeinträchtigungen öffnen, da diese (vielleicht noch unwissentlich) über Behandlungsmöglichkeiten für Menschen mit (kognitiven) Beeinträchtigungen aufgrund der Parallelität bei einem Schlaganfall (fehlende Kommunikation, Hirnfunktionale Beeinträchtigungen etc.) verfügen. Einige (noch Komplex-)Einrichtungen können die Versorgung durchführen, indem sie die Patient:innen in der Tagesstruktur vor Ort unterbringen. Kleine Organisationen mit vielen ambulanten Settings haben hierzu kaum Möglichkeiten. Hier sollten sich die (multiprofessionellen) Sozialdienste der Kliniken schon im Vorfeld über eventuelle notwendige Nachsorge- und Unterbringungsmöglichkeiten bewusst sein und auch die Kommunikation mit den Organisationen der Eingliederungshilfe suchen, um den Genesungsprozess positiv zu beeinflussen. Physiotherapeuten, ambulante Pflegedienste, Tagespflege u. ä. sollten (ebenso) auf Menschen mit Beeinträchtigungen eingestellt sein. In einigen Fällen wurde eine Versorgung aufgrund von Unsicherheiten abgelehnt: auch hier muss eine Aufklärung im Sinne der UN-BRK, aber auch des Barriereabbaus stattfinden.

Die Versorgung im Krankenhaus sollte ebenso transparent nach allen Seiten, d. h. mit allen hieran beteiligten, stattfinden. Die Kliniken müssen – wenn sie die gleichgestellte Versorgung ausüben – auf Menschen mit Beeinträchtigungen und ihr Verhalten eingestellt sein. Hier ist es wiederum wichtig zu erwähnen, dass das Klinikpersonal keine gesonderte Ausbildung in Bezug auf diese Patient:innen hat. Sowohl im Medizinstudium als auch in der Krankenpflegeausbildung werden Menschen mit Beeinträchtigungen selten bis gar nicht thematisiert. Mitunter kann sich durch dieses Nichtwissen in Bezug auf herausforderndes Verhalten, Kommunikationsmittel und -möglichkeiten, Besonderheiten in Bezug auf Syndrome oder Interaktionen, der Heilungsprozess verzögern. Auch kann die Diagnose/Behandlung etc. erschwert und/oder verweigert werden. Des Weiteren kann daraufhin gewiesen werden, dass ein verlängerter Erholungs- und Heilungsprozess bei der Behandlung von Menschen mit schwerer geistiger und/oder körperlicher Beeinträchtigung häufig zu einem längeren Krankenhausaufenthalt führen kann. Dies wird nicht von den aktuellen Fallpauschalen berücksichtigt (vgl. ausführlich Paulus 2010). Was die Veränderung zum 01.01.2024 in Bezug auf die neue Vorhaltepauschale in Bezug auf Menschen mit Beeinträchtigungen bedeutet ist noch unklar.

Umso wichtiger ist es, hier eine (heil-)pädagogische Schnittstelle in Form von Schulungen sowie Fort- und Weiterbildungen in Bezug auf die oben genannten Themen zu installieren. Ebenso sollte der Unterricht an Krankenpflegeschulen durch Fachpersonal in Bezug auf Menschen mit Beeinträchtigungen durchgeführt werden.

Somit kann in diesen Schulungen eine positive Haltung gegenüber Menschen mit Beeinträchtigungen aufgebaut werden, so dass nicht mehr die medizinische, defizitorientierte Definition von Behinderung greift, sondern eine humanistische Grundhaltung gegenüber den Patienten angestrebt und realisiert wird. An dieser Stelle kann und muss auf die Grundhaltung der Personzentriertheit verwiesen werden: diese sollte grundsätzlich Eingang finden in die Leitlinien und Konzeptionen der Krankenhäuser.

Zudem sollten die Mitarbeitenden der Klinik, sowie der besonderen Wohnformen/ambulanter Assistenz über die rechtlichen Grundlagen in Bezug auf freiheitsentziehende Maßnahmen, in Form von Sedierung und/oder Fixierung hingewiesen werden, da eine Sedierung durch eine adäquate Assistenz, Vorbereitung und Kommunikation oftmals vermieden werden oder in den Kliniken die angeordnete Fixierung aufgrund der Struktur (z. B. Brandschutz) nicht umgesetzt werden kann. Ebenso gibt es Schulungsbedarfe in Bezug auf die Aufgabenübernahme durch eine rechtliche Betreuung und Assistenz. Gerade in der Coronapandemie hat sich gezeigt, dass Prozesse in Bezug auf die Begleitung durch einen rechtlichen Betreuer und/oder Assistenten noch genau beschrieben und definiert werden müssen. Die Begleitung durch eine solche Person wurde oftmals als Einzelfallentscheidung geregelt oder die Begleitung verwehrt, bis festgestellt wurde, dass der Patient nicht einwilligungsfähig war und die Unterschrift des rechtlichen Betreuers notwendig oder die Kommunikation ohne eine Assistenz unmöglich war, wohingegen die Begleitung von demenziell-erkrankten Personen, Schwangeren und/oder Kinder klar geregelt war. In Bezug auf die Einwilligungsfähigkeit ist noch kurz zu erwähnen, dass ein Großteil der Mitarbeitenden in Klinken davon ausgehen, dass bei Menschen mit Beeinträchtigungen immer eine Einwilligungs-*un*-fähigkeit vorliegt. Auch hier muss adäquat aufgeklärt werden, dass dem nicht so ist (siehe oben).

Wichtig für eine Assistenz in den Kliniken durch Mitarbeiter:innen der Eingliederungshilfe ist, dass, mit der Wirkung ab 1. November 2022, für Menschen mit Beeinträchtigungen zwei neue Ansprüche im Zusammenhang für eine erforderliche Begleitung im Krankenhaus rechtlich verankert sind.

Die gesetzliche Neuregelung sieht eine Aufteilung der Finanzierung zwischen gesetzlicher Krankenversicherung (GKV) und Eingliederungshilfe vor. Eine persönliche Begleitung regelt sich dann für die Begleitung einer Person aus dem persönlichen Umfeld des Menschen mit Beeinträchtigungen, nach §§ 44b ff. SGB V und wird somit über die Krankenkasse abgerechnet. Im Falle der Begleitung durch einen vertrauten Mitarbeitenden eines Leistungserbringers der Eingliederungshilfe, ergeben sich Ansprüche aus § 113 Absatz 6 SGB IX. »Die Leistung nach § 113 Absatz 6 SGB IX umfasst dabei als Sonderregelung Leistungen zur Verständigung und zur Unterstützung im Umgang mit Belastungssituationen als nichtmedizinische akzessorische Nebenleistungen zur ärztlichen Behandlung und Krankenpflege.« (Drucksache 19/31069, 192). Diese Leistung soll im Vorfeld im Gesamtplanverfahren festgelegt werden. Wie genau das geschehen soll ist zum jetzigen Zeitpunkt noch weitgehend unklar. Die finanzielle Auswirkung, Praktikabilität und Wirkung sollen bis zum 31.12.2025 evaluiert und veröffentlicht werden (Drucksache 19/31069, 193).

Zusammenfassend kann gesagt werden, dass die gesundheitliche Versorgung von Menschen mit Beeinträchtigung in den Fokus der Gesellschaft gerückt ist – hierbei jedoch noch ein großer Aufklärungs- und Handlungsbedarf besteht. Durch multiprofessionelle Schulungen in und durch die unterschiedlichen Professionen und Betroffenen, sowie Fort- und Weiterbildungen in allen Bereichen muss für Transparenz gesorgt werden, um eine individuelle, adäquate und gesundheitsförderliche Versorgung zu gewährleisten. Ebenso braucht es eine klare Gesetzgebung und die Anpassung und/oder Auflösung der Fallpauschalen, was – wie bereits erwähnt – für den 01.01.2024 angedacht ist (siehe: Bundesministerium für Gesundheit 2023, in: bundesgesundheitsministerium.de).

Diese Sichtweise sollte sich auch auf den Bereich der konkreten Arbeit ausdehnen, denn es gibt nicht nur Patienten mit Beeinträchtigungen, sondern auch effizient und effektive Mitarbeitende mit Beeinträchtigungen. Unternehmen wie z.B. SAP haben darum ein Programm für Mitarbeitende aus dem Autismus-Spektrum-Bereich, Autism at Work (www.sap.com), entwickelt. Gerade in Kliniken gibt es viele Handlungsfelder, in denen Menschen mit Beeinträchtigungen einen Arbeitsplatz aufgrund ihrer lebenspraktischen Ressourcen finden können (Küche, Wäscherei, Hausmeisterei, etc.).

Weiterhin muss die Definition der Barrierefreiheit im Sinne des Universellen Designs überdacht werden, um eine inklusive Einbahnstraße zu vermeiden. Wird Menschen mit Beeinträchtigungen wieder eine Sonderstellung und/oder Behandlung zugesprochen besteht die Gefahr einer Exklusion. Hier sind kurz die Medizinischen Zentren für erwachsene Menschen mit Behinderungen (MZEB) zu erwähnen: Viele dieser MZEB's haben sich auf Fachrichtungen in Bezug auf Behandlung und Diagnose von Menschen mit komplexen Beeinträchtigungen spezialisiert. Diese Inhalte sind gerade für die genannte Klientel extrem wichtig, da z. B. die Schmerzdiagnostik über einen Schmerzbogen (Disability Distress Assessment Tool (Dis-Dat)) in Kooperation mit der besonderen Wohnform des Patienten realisiert wird. Des Weiteren kann auch eine augen- und/oder zahnärztliche Untersuchung bei kognitiv beeinträchtigten Menschen durch Fachwissen in Bezug auf die Besonderheiten der Beeinträchtigungen geplant und umgesetzt werden – ohne (re-) traumatisierende Inhalte und/oder Verunsicherungen und Schwierigkeiten. Aber auch vor diesem Hintergrund ist auf eine Exklusionsgefahr hinzuweisen, da medizinisch-politisch die MZEB's als grundlegende Versorgungsstruktur für Menschen mit Beeinträchtigungen ab einem Grad von 30 angesehen werden könnten, egal in weit diese wirklich die Angebote in den MZEB's benötigen und wie komplex die Beeinträchtigung ist.

Welche konkreten Themen in Bezug auf Menschen mit Beeinträchtigungen sind nun in diesen Schulungen zu berücksichtigen? Welche grundlegenden Informationen zu Beeinträchtigungen und Behinderungen sind hierbei bedeutsam?

2 Exemplarischer Ablauf

2.1 Vorbereitung/Aufnahme

Grundsätzlich gilt: eine gute Vorbereitung fängt nicht mit der Einweisung ins Krankenhaus an. Wie im vorherigen Kapitel erwähnt haben Menschen mit Beeinträchtigungen noch nicht lange Zugang zu einer regulären, *normalen*, medizinischen Versorgung in Kliniken. Erst durch den Paradigmenwechsel – weg vom Paternalismus, hin zur Selbstbestimmung und Teilhabe – haben Menschen mit Beeinträchtigenden ein Wahl- und Wunschrecht in der Medizin. Durch die Vorgaben der UN-Behindertenrechtskonvention in Artikel 25 wird dieses Wunsch- und Wahlrecht unterstrichen und im Zuge des Bundesteilhabegesetzes (BTHG) wird die Teilhabe und Partizipation immer stärker gefordert. D. h.: Menschen mit Beeinträchtigungen werden nun nicht mehr von sog. Heimärzten und Krankenpfleger:innen in den Organisationen versorgt, sondern nehmen die Leistungen in Kliniken entgegen. Aber: durch diese ehemalige Versorgung in den sog. Komplexeinrichtungen fehlt die Erfahrung im Krankenhaus – auf beiden Seiten. Um also in beiden Organisationsformen (hier z. B. eine Wohneinrichtung, dort ein Krankenhaus der Regelversorgung) die bestmögliche, Versorgung zu gewährleisten, sollten Schulungen, Fort- und Weiterbildungen (in Kliniken und/oder den allgemeinen, medizinischen Bereichen) und Inhalte für die (Erwachsen-) Bildung für Menschen mit Beeinträchtigungen erarbeitet und umgesetzt werden. Auch wäre es denkbar, das Thema Medizin/medizinische Versorgung (in Kliniken) im Zuge der Gesundheitskompetenz an Schulen zu unterrichten. Somit kann die Partizipation und Teilhabe verbessert und gewährleistet werden. Zudem können durch Bildungsangebote auf der einen Seite herausfordernde Verhaltensweisen vermieden werden, denn eine solche Situation wurde vorher schon geübt, transparent und verständlich gemacht. So kann z. B. ein Besuch der Notaufnahme, in der es laut, grell, stressig und unübersichtlich sein kann, geübt werden oder aber die Blutentnahme vorab erklärt und vorbereitet werden. Bei der Aufnahme gilt es zudem zu bedenken, dass es (noch) keine gesetzlichen Vorschriften gibt und auch Prozessbeschreibungen in vielen Kliniken diesbezüglich (noch) nicht vorhanden sind. Elektive, also geplante Aufnahmen, sind wie oben erwähnt und im folgenden Abschnitt ausgeführt, gut vorzubereiten, wenn sich beide Seiten auf die Kommunikation, sowie Interaktion einlassen. Grundlegend gilt aber: je komplexer die Beeinträchtigung und der Assistenzbedarf, umso intensiver sollte eine Vorbereitung stattfinden. Gerade bei komplexen Beeinträchtigungen und unterschiedlichen Wahrnehmungen sollten die

Akteure gut vernetzt sein und sich permanent – in Bezug auf die konkrete Person, bzw. den konkreten Patienten – aktualisieren.

Beispiel

Herr Müller ist 53 Jahre alt, hat Trisomie 21 und lebt in einer besonderen Wohnform in seinem eigenen Appartement. In der Regel benötigt er in einer sicheren und bekannten Umgebung wenig Assistenz. Eine rechtliche Betreuung für die Gesundheitsfürsorge liegt nicht vor.

Nun hat sein Orthopäde festgestellt, dass Herr Müller eine neue Hüfte benötigt und ihn deshalb in die Klinik überwiesen. Eine Mitarbeiterin begleitet ihn zu einem Vorgespräch in dieses Krankenhaus. Der Arzt verlangt die Einwilligung der rechtlichen Betreuung, ohne diese würde er nicht operieren. Die Mitarbeiterin versucht mehrfach zu erklären, dass diese Entscheidung bei Herrn Müller liegt, jedoch hat dieser Probleme, dem Arzt bei der Aufklärung zu folgen, so dass die Mitarbeiterin oft erklären, ja übersetzen muss. Der Arzt wird bei dem Gespräch lauter, was sich negativ auf Herrn Müller auswirkt, der nun anfängt, sich gegen den Kopf zu schlagen. Der Arzt bricht das Gespräch ab und gibt der Mitarbeiterin eine Vollmacht und den Aufklärungsbogen mit, welche sie zu dem OP-Termin vom rechtlichen Betreuer unterschrieben mitbringen soll. Genervt stimmt diese zu und geht mit Herr Müller nach Hause. Dieser bekommt immer mehr Angst vor der Operation und zeigt verstärkt herausforderndes Verhalten, in dem er sich gegen den Kopf schlägt oder laut schreit. Am Tag der Operation wird er von einer Mitarbeiterin in die Klinik begleitet. Diese bleibt auch nach dem Eingriff noch im Krankenhaus, auch weil Herr Müller in ein (lautes) Vierbett-Zimmer verlegt wird. Herr Müller muss nun durchgängig betreut werden, da er sich nicht kooperativ gegenüber der Mitarbeitenden aus der Klinik zeigt und herausfordernde Verhaltensweisen zeigt.

Durch eine Schulung des Arztes und eine gelungene Kommunikation zwischen den Beteiligten bei dem Aufklärungsgespräch, hätte dieses Verhalten vermieden werden können. Der Arzt wäre vielleicht durch eine Schulung mit UK-Material (zur Unterstützten Kommunikation) und/oder Bildern, bzw. leichter Sprache in Berührung gekommen. Zudem wäre dem Arzt bewusst gewesen, dass auch ein Mensch mit Trisomie 21 Entscheidungen in Bezug auf seine Gesundheit treffen kann, wenn keine rechtliche Betretung für diesen Bereich vorliegt. Die Mitarbeiterin hätte dem Arzt vorab sagen können, dass Herr Müller auf eine laute Stimme mit Autoaggressionen reagiert, jedoch ansonsten sehr kooperativ und verständig ist. Mit diesem Wissen, nämlich, dass Herr Müller eine übersichtliche und nicht zu laute Umgebung benötigt, hätte das Bettenmanagement so ein Zimmer planen können (ggf. auch in der Nähe des Stationsstützpunktes). Da Herr Müller in der Regel unter den o.g. Bedingungen nicht auffällig ist, hätte er sich auf die Mitarbeitenden in den Klinken einstellen können, somit wäre die extrem hohe Assistenz durch die Mitarbeitenden der Wohneinrichtung nicht notwendig gewesen. Aber vor allem hätte Herr Müller den Aufenthalt nicht als traumatisierend erlebt und – falls es zu einem weiteren Aufenthalt gekommen wäre – wäre kein größeres Problem entstanden.

Aber auch: Durch Bildungsangebote für erwachsene Menschen mit Beeinträchtigungen in unterschiedlichen Organisationen können solche Situationen vermieden werden. Ein Krankenhausaufenthalt sollte vorhersehbar und transparent sein. So könnten z. B. (interdisziplinäre) Schulungen in Kooperation mit den unterschiedlichen Organisationen angeboten werden.

Ein Krankenhausaufenthalt kommt in der Regel auf jeden Menschen im Leben mindestens einmal zu. Hier könnten Klinikpersonal und Mitarbeitende aus der Eingliederungshilfe Konzepte für Schulungen für Menschen mit Beeinträchtigungen entwickeln. Fragen wären z. B.:

- Wie sieht ein Krankenhaus von innen aus (Besuchstage vereinbaren)?
- Was geschieht in der Notaufnahme?
- Wie läuft eine Blutentnahme ab?
- Was genau ereignet sich beim Röntgen? Etc..

Durch diese Kooperation der Organisationen wird auch Verständnis und Transparenz zu den jeweiligen Bereichen geschaffen.

So wäre Herr Müller über den Vorgang informiert gewesen und hätte sich auch durch den ungeduldigen Arzt nicht verunsichern lassen.

Bei Menschen mit komplexen Beeinträchtigungen sollte die Vorbereitung sehr eng und intensive mit allen Beteiligten abgesprochen werden. Hier werden alle Koordinationspartner (Aufnahme, Bettenmanagement, Anästhesie, Ärzt:innen, die Radiologie, etc.) angesprochen und darauf verwiesen sich intensiv miteinander auszutauschen.

Beispiel

Frau Mayer hat eine komplexe Beeinträchtigung. Sie sitzt im Rollstuhl, ist nicht verbal aber sie lautiert, ebenso liegt eine schwere, kognitive Beeinträchtigung vor. Sie mag es nicht angefasst zu werden und lässt dieses nur zur Körperpflege von einer, ihr vertrauten, Person zu. Ebenso reagiert sie mit lautem Schreien beim Kontakt mit fremden Menschen. Zudem benötigt sie eine permanente Assistenz. Des Weiteren lebt sie mit einem Stoma (künstlicher Darmausgang).

Die Mitarbeitenden der Wohngruppe informieren nach der Überweisung in die Klinik durch den Facharzt die rechtliche Betreuung. Diese führt ein Aufklärungsgespräch mit dem beteiligten Arzt und der Anästhesie, um die notwendigen Unterlagen zu unterzeichnen. Ebenso entbindet er in diesem Zuge die Klink von der Schweigepflicht gegenüber den Mitarbeitenden der besonderen Wohnform von Frau Mayer. So ist ein ständiger Austausch gewährleistet.

Die Mitarbeitenden der besonderen Wohnform erfahren, dass Frau Mayer auf ein Vierbettzimmer kommen soll. Um jedoch Komplikationen zu vermeiden, nehmen sie Kontakt zu der heilpädagogischen Schnittstelle in den Kliniken auf, welche für die Belange von Menschen mit Beeinträchtigungen zuständig ist. Diese erfragt intern, ob ein Einzelbettzimmer aufgrund der zu erwartenden Komplikationen und der Verweildauer nach dem Eingriff planbar wäre. In einigen Fällen ist eine Unterbringung in der Wahlleistungsstation möglich, aber die Kliniken sind hierzu nicht verpflichtet. Da Frau Mayer zudem eine vertraute Assistenz benötigt, welche seit dem 01.11.2022 – wie bereits erwähnt – gesetzlich verankert ist, wird im Vorfeld ein passendes Zimmer organisiert. Somit ist eine Versorgung von Frau Mayer in den Kliniken gewährleistet und das Klinikpersonal wird hierdurch entlastet.

Des Weiteren sollte im Vorfeld geklärt werden, wer die Versorgung des Stomas nach der Entlassung übernehmen kann, da die Mitarbeitenden keine Pflegeausbildung haben. Die Sozialdienste in den Kliniken sollten mit in die Koordination eingebunden werden und ggf. einen externen Pflegedienst kontaktieren.

2.2 Diagnostik

Vorab: Die bildgebende Diagnostik mit Großgeräten – also MRT, CT, etc. – gehört nicht zu den allgemeinen Leistungen von Kliniken. Hier sind die Radiologischen Praxen in der Pflicht diese zu übernehmen. Denn diese verhandeln in der Regel mit den Krankenkassen das Budget für diese Untersuchung aus, auch wenn für die Untersuchung eine Sedierung notwendig ist. Oftmals lehnen die Praxen jedoch eine Untersuchung unbegründet ab, bzw. begründen dieses damit, dass die Praxis nicht für diese Art von Patienten und/oder Untersuchung ausgerichtet ist. Das widerspricht jedoch den Grundlagen der UN-BRK und somit den Menschenrechten. In einigen Fällen reicht es aus, dass die radiologischen Praxen darauf verwiesen werden. Denn, sobald eine Sedierung bei Menschen ohne Beeinträchtigungen möglich ist, ist es auch für Menschen mit Beeinträchtigungen möglich. Im Zweifelsfall sollte bei der Krankenkasse des Patienten nachgefragt werden. Lehnt die Praxis weiterhin ab und die Untersuchung ist notwendig kann es helfen, sich kurzfristig an ein Universitätsklinikum zu wenden oder bei der Klink nachfragen, ob diese nach der Kostenzusage der Krankenkasse für eine Diagnostik mit Großgeräten im stationären Setting außerhalb vom Regelfall die Diagnose dennoch durchführt. D. h., der Patient wird stationär aufgenommen und nach der Diagnostik wieder entlassen, wenn es der Befund zulässt. Wenn nicht würde die Person in den Kliniken verbleiben.

Beispiel

Bei einem Patienten soll eine Untersuchung im Krankenhaus durch ein MRT stattfinden, da die Radiologische Praxis dieses abgelehnt hat. Die Untersuchung ist nur unter Sedation möglich. Da der Patient starkes, herausforderndes Verhalten zeigt und die Mitarbeitenden aus der besonderen Wohnform aufgrund von Personalmangel keine durchgängige Betreuung gewährleisten können, soll diese Untersuchung ambulant stattfinden. Im Vorfeld haben die Mitarbeitenden die Krankenkasse um eine Kostenzusage außerhalb vom Regelfall gebeten. Danach wurde die rechtliche Betreuung informiert, welche die notwendigen Formulare (auch eine Schweigepflichtsentbindung für die Mitarbeitenden) unterschrieben hat. Mit diesen Unterlagen kann die Verwaltung der Kliniken dem Eingriff auf einer (teil-)stationären Basis zustimmen. Wenn der Patient herausforderndes Verhalten zeigt, sollte der erste Termin für diesen Tag vergeben werden, um Wartezeiten zu vermeiden. Auch muss der Anästhesist in Kontakt mit den Mitarbeitenden treten (und diese sollten dafür Verständnis haben, wenn der Anästhesist ggf. aufgrund eines Notfalls später kommt), da dieser den Patienten überwachen muss. Dazu muss ein »Aufwachzimmer« auf einer Station organisiert werden, da der Patient herausforderndes Verhalten zeigt und nicht in einem regulären Aufwachraum liegen kann. D. h. die Station, auf die der Patient verlegt wird, muss ebenfalls informiert werden. Für den Rücktransport kann entweder die Einrichtung verantwortlich sein, oder es muss ein RTW/Fahrdienst organisiert werden.

Auch in Bezug auf eine Schmerzdiagnostik ist eine Vorbereitung ggf. notwendig. Menschen, die sich kaum, nicht, anders oder eingeschränkt ausdrücken können, stoßen oftmals auf Verständigungsprobleme – und dass nicht nur in Kliniken.

Beispiel

Frau Schneider zeigt ungewöhnliche Verhaltensweisen auf der Wohngruppe. Sie fordert Nahrung ein, erbricht aber immer häufiger danach und hält sich immer wieder den Bauch. Sie verliert an Gewicht und reagiert aggressiv auf Mitarbeitende, obwohl Frau Schneider bis zu diesem Zeitpunkt immer sehr gesellig war. Ein Mitarbeitender ruft nach exzessivem Erbrechen von fast unverdauter Nahrung den RTW.

Frau Schneider wird durch den Mitarbeiter in die Notaufnahme begleitet. Im RTW schreit Frau Schneider viel und will die Rettungsassistenten beißen. Der Mitarbeiter hat große Mühe Frau Schneider zu beruhigen. In der Notaufnahme muss Frau Schneider warten, da aufgrund der Triage andere Fälle vorgezogen werden. Frau Schneider wird immer unruhiger und will von der Liege aufstehen. Auf wiederholtes Bitten seitens des Mitarbeiters kommt endlich ein Arzt. Der Arzt fragt ab, welche Schmerzen Frau Schneider hat. Der Mitarbeiter sagt, dass sie ihre Nahrung nahezu unverdaut erbricht und sich permanent den Bauch hält. Der Arzt geht von Schmerzen im Bauch aus.

Er nimmt Frau Schneider Blut ab und weist einen Ultraschall an. Im Blut sind erhöhte Entzündungswerte zu erkennen, jedoch sind die Organe ohne große Auffälligkeit, bis auf eine leichte Fettleber. Frau Schneider hält sich derweilen wieder den Bauch und fordert lautstark Essen ein. Der Arzt ist ratlos und schickt Frau Schneider mit dem Befund nach Hause.

Sowohl die Mitarbeitenden der Wohngruppe als auch der Arzt hätten mit einem geeigneten Diagnosetool Frau Schneider schneller verstanden. Denn: bei Menschen mit komplexen Beeinträchtigungen oder veränderter Kommunikation sollten vorab Beobachtungen in Situationen stattfinden, welche nicht belastend und/oder schmerzhaft sind, um dann Schmerzen oder Stresssituation aufgrund der veränderten Verhaltensweise besser erkennen zu können. Hier gibt es zum einen ein Diagnosetool zum Erkennen von Disstress (Disability Distress Assessment Tool) zum anderen Tools, welche speziell für Menschen mit Beeinträchtigungen zur Schmerzdiagnostik entwickelt wurden, wie z. B. die EDAAP-Skale (Expression de la Douleur chez les Adultes et Adolescents Polyhandicapés). Fremdbeobachtungen können also bei der Schmerzdiagnostik von Menschen mit Komplexen Beeinträchtigungen hilfreich sein:

> Frau Schneider hält sich in akuten Schmerzsituationen und Stress immer den Bauch. Sie mag es zu essen und zelebriert es auch gerne. Als eine Mitarbeiterin beobachtet, dass sich Frau Schneider immer, wenn sie etwas kaut, den Bauch hält, wird diese stutzig. Nach dem im Krankenhaus keine Auffälligkeiten im Bauchraum festgestellt wurden, schlägt sie einen Zahnarztbesuch vor. Hier wird festgestellt, dass Frau Schneider einen hochentzündeten Zahn hat. Nachdem dieser gezogen wurde, kann Frau Schneider wieder ganz normal essen und das Essen auf ihre eigene Art zelebrieren. Sie lässt sich wieder auf die Mitarbeitenden ein und geht mit diesen in (nicht herausfordernde) Interaktion.

Im Allgemeinen sollte die Diagnostik immer verständlich kommuniziert werden. Auch sollten die Schritte transparent erklärt werden. Hier reicht manchmal eine Kommunikation in Leichter Sprache aus. D. h. keine komplizierten Sätze und keine Fremdworte und/oder Fachspezifischen Worte. Oftmals hilft es, wenn der Kardiologe von Herzproblemen spricht und der Gastroenterologe von dem Magen- und Darm-Bereich (nicht Trakt). Vereinfacht könnte (im Rahmen des Röntgens) auch gesagt werden, dass das Röntgengerät die Knochen sichtbar macht, so dass eventuelle Schäden/Brüche etc. zu sehen sind. Sollte die Leichte Sprache nicht ausreichen, können Materialen aus der Unterstützten Kommunikation verwendet werden. Hier gibt es jedoch unzählige Möglichkeiten, so dass auch hier Fort- und Weiterbildungen zu diesem Thema sinnvoll wären. Ein Beispiel für die Unterstützte Kommunikation ist der Talker, also ein Sprachausgabegerät, mit dem der Gegenüber durch manuelle Eingabe der Aussagen über den Talker kommuniziert.

Bilder oder Zeichnungen haben sich für die Diagnostik ebenfalls bewährt. Mitarbeitende am Empfang in einem Krankenhaus haben in (kreativer) Eigeninitiative z. B. aus einer Apothekenzeitschrift das Bild eines Menschen ausgeschnitten und laminiert. So konnte am Empfang schon abgeklärt werden, ob es sich um einen internistischen oder chirurgischen Fall handelt. So konnten die Patienten den entsprechenden Bereichen schneller zugeordnet werden. Auch für die Lokalisierung von Schmerzen ist diese Möglichkeit der Nutzung von Bildern sinnvoll.

2.3 Aufklärung und Behandlung

Leider gibt es noch wenig Aufklärungsmaterialien für Menschen mit Beeinträchtigungen in allen medizinischen Bereichen.

Wenn die Behandlung gelingen soll, sollten auch vorab so aufgeklärt werden, dass der Gegenüber die Behandlung nachvollziehen kann. Auch hier kann mit den oben genannten Materialien gearbeitet werden (siehe auch Vorbereitung/Aufnahme: Erwachsenen-Bildungsangebote).

Zu bedenken gilt es jedoch: nicht jeder Mensch ist gleich und möchte kleinschrittig erklärt bekommen, was nun folgt. Auf der anderen Seite benötigen aber manche Menschen genau diese Kleinschrittigkeit. Es ist also immer sinnvoll, mit den Patient:innen in Interaktion zu gehen und zu fragen, was diese benötigen. Es ist z. B. nicht immer sinnvoll, bei der Blutabnahme zu empfehlen, nicht hinzusehen. Manche Menschen müssen sehen, was als nächstes geschieht, um Sicherheit zu erhalten.

Beispiel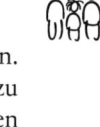

Ein Patient hat Brandverletzungen der Klassifizierung 2b an den Unterarmen. Die Erstversorgung hat stattgefunden und es geht nun darum, den Verband zu wechseln, die Wunde zu reinigen und das Gewebe abzutragen. Die Verletzungen sind für die Assistenz optisch aufgrund der Blasenbildung und der Ablösung von Gewebe erschreckend. Sie möchte den konkreten Menschen aus dem Autismusspektrum davon abhalten, auf die Wunde zu schauen und schlägt ihm das auch vor. Der Mensch reagiert nervös und dreht den Kopf, um zu schauen, was die Pflegekraft macht. Die Assistentin versucht den Kopf mit den Händen zu drehen, was die betroffene Person noch unruhiger werden lässt. Diese beginnt an zu schreien und zu weinen.

Als der Arzt das Zimmer betritt und die Beeinträchtigungsart erfährt, schlägt er nun vor, dem Patienten Schritt für Schritt zu erklären was geschieht. Da er sieht, dass es der Assistentin nicht gut geht, bittet er diese, das Zimmer zu verlassen. Das Patient lässt nun zu, dass der Arzt die Wunde versorgt, in dem dieser konkret und kleinschrittig jede folgende Aktion kommentiert.

2.4 Begleitung und Versorgung

Vorab: Seit dem 01.11.2022 obliegt die Assistenz in den Klinken für Menschen mit Beeinträchtigung Personen aus dem persönlichen Umfeld oder Mitarbeitenden in den besonderen Wohnformen/ambulanter Assistenz. Aber nur dann, wenn die Begleitung notwendig ist und nicht zur allgemeinen Entlastung in den Kliniken beiträgt. Soweit eine Begleitung durch eine Person aus dem persönlichen Umfeld erfolgt, ergeben sich Ansprüche aus den §§ 44b ff. SGB V. Dieser soll das Krankengeld und einen Freistellungsanspruch für die Begleitung regeln und dieses wird über die Krankenkasse abgerechnet. Erfolgt eine Begleitung durch Mitarbeitende der besonderen Wohnformen/ambulanter Assistenz, muss diese durch eine vertraute Person gewährleistet werden. Das Problem hierbei ist, dass die Wohngruppen ebenso über einen Mitarbeitermangel verfügen, wie die Kliniken. Um also eine – zeitlich und inhaltlich – passende Assistenz in Anspruch zu nehmen, sollte der

Aufenthalt gut vorbereitet sein. Die Kostenübernahme wird, anders als bei der Begleitung durch Personen aus dem persönlichen Umfeld, nach §113 Absatz 6 SGB IX über die Eingliederungshilfe geregelt. In beiden Fällen kann die Begleitung auch rund um die Uhr und somit auch im Zimmer der betroffenen Person erfolgen.

Hier gilt es zu erwähnen, dass die allgemeine, medizinische und pflegerische Versorgung in den Kliniken bei Menschen mit Beeinträchtigungen so zu gewährleisten ist, wie bei Menschen ohne Beeinträchtigungen. Die allgemeine Pflege, also duschen, waschen, Toilettengänge, Essen anreichen, medikamentöse Versorgung, etc., obliegt so lange den Mitarbeitenden in den Kliniken, wie es der Mensch mit Beeinträchtigungen mitträgt. Nur in Fällen, in dem Patient:innen die Kooperation verweigern, mit herausforderndem Verhalten, Verschlechterung des Zustandes, einer Verzögerung der Genesung zu rechnen ist, sollten diese von einer vertrauten Person begleitet werden.

Viele Mitarbeitende im Krankenhaus gehen davon aus, dass die Mitarbeitenden aus den Einrichtungen der Eingliederungshilfe eine Pflegeausbildung haben und dafür auch in die Kliniken kommen. Jedoch gibt es einen Unterschied zwischen der medizinischen und der Alltagspflege. Ja: die Assistenz ist dazu ausgebildet Alltagspflege in der Einrichtung zu übernehmen. Heilerziehungspfleger:innen haben oftmals eine Anstellung in der Eingliederungshilfe, jedoch dürfen diese als pädagogische Fachkräfte keine medizinische Versorgung durchführen. D. h. sie können und dürfen keine Verbände wechseln, keine verordneten Medikamente verabreichen (Bedarfsmedikation), keine Katheter wechseln, kennen sich nicht mit einem Stoma aus und dürfen nur nach einer expliziten Schulung Insulin spritzen. Alltagspflege bedeutet z. B. in Baden-Württemberg nach der heutigen Gesetzgebung, das Waschen, Duschen, Baden, Eincremen, Zähneputzen, Fingernägel schneiden. Mehr jedoch nicht.

In den Klinken wird diese sog. Alltagspflege ebenso durchgeführt und liegt keine Einschränkung vor, ist die Eingliederungshilfe nicht dafür verantwortlich. Hier gibt es jedoch oft Streitpunkte: Die beiden Professionen werfen sich Faulheit oder Ignoranz vor: »Die im Krankenhaus haben Herrn XY seit 3 Tagen nicht geduscht!« oder »Frau XY war vor den zwei Wochen im Krankenhaus noch viel mobiler. Aber die haben sie einfach nur im Bett liegen lassen!« Durch eine bessere Kommunikation könnte vielleicht von Anfang an geklärt werden, ob Herr XY von der Assistenz geduscht werden muss, oder ob er sich durch die Mitarbeitenden in der Klink duschen lässt – was hier der Fall wäre, so dass er auch durch das Krankenhaus versorgt werden muss, weil dieses das Entgeld hierfür erhält. Bei Frau XY hätten die Assistentin der Pflege sagen können, dass Frau XY täglich mobilisiert werden sollte, da sie ansonsten ihre Kompetenzen zu schnell verliert und der Abbauprozess zu schnell verläuft. Zudem ist Frau XY die Selbständigkeit sehr wichtig.

Eine verbesserte Kommunikation lässt sich – wie schon mehrfach erwähnt – durch eine gute Vorbereitung (interdisziplinäre Schulungen, etc.) erreichen.

2.5 Entlassmanagement und Nachsorge

Oftmals stellt die Entlassung ein großes Problem da. Aufgrund von unterschiedlichen Sichtweisen, Annahmen und nicht klar beschriebenen Prozessen kommt es vermehrt zu Planungsschwierigkeiten in beiden Bereichen (Klinik und Wohneinrichtung).

Beispiel

Frau Schumann wird mit einem dicken Knie nach einem Sturz in die Klinik eingeliefert. Sie ist über 70 und soll nun stationär untersucht und auch operiert werden. Bei der Untersuchung wird festgestellt, dass Frau Schumann Fieber hat und der Sauerstoffgehalt nicht in Ordnung ist, somit bekommt sie ein Sauerstoffgerät. Aufgrund der unklaren Diagnose soll die Operation verschoben werden. Frau Schumann soll nun erst einmal entlassen werden, um den Infekt auszukurieren.

Eine Pflegefachkraft teilt am späten Nachmittag der pädagogischen Fachkraft mit, dass Frau Schuman am nächsten Tag entlassen werden soll. Die Pflegefachkraft geht zum einen davon aus, dass die Einrichtung der Patientin über Sauerstoffgeräte verfügt, da es sich ja ihrer Ansicht nach um eine Pflegeeinrichtung handelt, zum anderen denkt sie auch, dass die Mitarbeitenden in der Einrichtung medizinische-pflegerisch geschult sind. Die pädagogische Fachkraft versucht zu erklären, dass dem nicht so ist und versucht – auf den Hinweis der Inklusionsbeauftragten der Klinik hin – den Sozialdienst zu kontaktieren. Dieser sieht sich aber ebenso nicht in der Verantwortung, weil er davon ausgeht, dass die vermeidliche Pflegeeinrichtung der Patientin auch Kontakte zu ambulanten Pflegediensten hat, welche die Geräte ausleihen können. Leider ist es aber so, dass gerade ambulanten Pflegedienste, Ergo- und/oder Physiotherapeuten oder ähnliche Berufsgruppen, kaum Kapazität für Menschen mit Beeinträchtigungen haben – auch weil eine ambulante Versorgung von Menschen mit Beeinträchtigungen aktuell nur sehr schleppend und zögerlich aufgebaut wird.

Da Frau Schuman jedoch ein Sauerstoffgerät benötigt, bittet die Assistentin um einen Aufschub bezüglich der Entlassung. Die Stationsleitung verweist an den Arzt. Dieser möchte aber nicht mit der Assistentin über die Patientin sprechen, da diese nicht die gesetzliche Betreuung innehat. Die gesetzliche Betreuung hat jedoch eine Schweigepflichtentbindung für die Gruppe vereinbart, diese liegt dem Arzt jedoch nicht vor, sondern ist im Sozialdienst verblieben. Nur durch die Hinzunahme der Inklusionsbeauftragten konnte das Anliegen geklärt werden und der Arzt erklärt sich bereit, die Patientin über das Wochenende noch in der Klinik zu behalten. Die Einrichtung versucht nun, ein Sauerstoffgerät zu organisieren, welches über den Hausarzt verschrieben wird.

In der Regel hätte der Sozialdienst in diesem Fall ein Konzil einberufen können, um die Problematik zu besprechen und eine Lösung zu finden.

Was das Beispiel aber auch aufzeigt ist, dass es aufgrund von mangelndem Wissen und beschrieben Prozessen zu diesen Missverständnissen kommen kann.

2.6 Hilfsmittelversorgung

Die Hilfsmittelversorgung stellt gerade bei Menschen mit Beeinträchtigungen eine große Herausforderung dar. Aufgrund des historischen Kontextes lässt sich auch hier ableiten, dass diese Menschen nicht ausreichend und individuell mit Hilfsmitten versorgt wurde und auch aktuelle Debatten mit den Krankenkassen/Versorgen zeigen auf, dass Menschen mit Beeinträchtigungen nicht gleichgestellt beraten und behandelt werden. Auch wissen die Sozialdienste in den Klinken selten, welche Hilfsmittel Menschen mit sog. kognitiven Beeinträchtigungen zustehen und wo und wie diese zu beantragen sind.

Eines ist aber oftmals bei der Beantragung der Hilfsmittel für alle Menschengruppen gleich: die Antragstellung ist meist komplex und kompliziert und die Krankenkassen lehnen zu oft die Versorgung zunächst einmal ab. Gerade nicht gängige oder nicht geläufige Hilfsmittel werden verneint, oftmals obwohl diese in den Hilfsmittelkatalogen benannt werden. Die Regelung für Hilfsmittel in Bezug auf das Bundesteilhabegesetz (BTHG) ist zudem recht komplex und lässt es zu, dass die jeweilgen Leistungserbringer ihre Zuständigkeit verweigern.

§ **Zur gesetzlichen Grundlage**

§ 76 Abs. 2 Nr. 8 SGB IX i. V. m. § 84 SGB IX: »Leistungen die zur Sozialen Teilhabe erbracht werden (…)«.

Konkret SGB IX § 84 Hilfsmittel:
»(1) Die Leistungen umfassen Hilfsmittel, die erforderlich sind, um eine durch die Behinderung bestehende Einschränkung einer gleichberechtigten Teilhabe am Leben in der Gemeinschaft auszugleichen. Hierzu gehören insbesondere barrierefreie Computer.«
Diese Hilfsmittel sollen auch zum Kontakt der betroffenen Person mit seiner Umwelt sowie der Teilnahme am kulturellen und öffentlichen Leben dienen.

In Bezug auf den Computer kann es hier zur Verunsicherung kommen, denn nicht nur Computer können die Einschränkung zur gleichberechtigten Teilhabe ausgleichen.

Zudem sind die Leistungen nachrangig zu anderen Versorgungen. Die Leistungen zur Sozialen Teilhabe sind in jedem Fall nachrangig zu den Leistungen zur medizinischen Rehabilitation, Leistungen zur Teilhabe an Bildung und Leistungen zur Teilhabe am Arbeitsleben (§ 102 Abs. 2 SGB IX). Hier sind auch die Leistungserbringer unterschiedlich.

2.6 Hilfsmittelversorgung

Beispiel

Herr Karl benötigt für seinen Arbeitsplatz aufgrund eines Unfalls im privaten Bereich, durch den er eine Sehbeeinträchtigung erworben hat, welche ihn nach und nach erblinden lässt, einen Computer mit Logickeyboard Brailletastatur mit Großbeschriftung. Sein Arbeitgeber möchte ihm an seinen alten Computer eine geeignete Tastatur anschließen lassen. Die Krankenkasse lehnt dieses Hilfsmittel zunächst jedoch ab, da der Computer mit einer anderen Tastatur kein personifiziertes Hilfsmittel für Herrn Karl darstellt, sondern auch von anderen Mitarbeitenden benutzt werden könnte. Hinzu kommt, dass Herr Karl diese Tastatur auch im privaten Bereich nutzen könnte, da diese abnehmbar und somit transportabel ist. Es stellt sich somit die Frage, wer jetzt für die Kosten aufkommt? Die Tastatur kann sowohl zur Teilhabe am Arbeitsleben als auch zur sozialen Teilhabe dienen, z. B.: Kommunikation mit der Umwelt, durch Briefe und Mails ermöglichen. Aber auch der Erwerb der Brailleschrift durch die Besonderheit der Tastatur (große, kontrastreiche Buchstaben und Brailleschrift), welche später zur Sozialen Teilhabe dienen kann. Denn taktile Leitsysteme sind u. a. auf die Brailleschrift ausgerichtet.

Hier ist zu erkennen, dass die Leistungserbringer sich die Kosten gegenseitig hin und herschieben werden. Im besten Fall erhält Herr Karl zwei Tastaturen – eine für den privaten Bedarf im Sinne der Sozialen Teilhabe nach SGB IX § 84 und eine nach § 102 Abs. 2.

Im schlimmsten Fall wird die Tastatur abgelehnt, bis die Zuständigkeit geklärt ist. Hinzu kommt, dass Herr Karl nach dem Unfall die Rehabilitation am Arbeitsplatz zusteht. Somit ist hier nicht der Sozialdienst für die Beratung zuständig, sondern die Schwerbehindertenbeauftragten der Betriebe.

Beispiel

Ein junger Mann mit sog. kognitiven Beeinträchtigungen lebt mit ambulanter Assistenz, d. h., er lebt allein in einer Wohnung und bekommt stundenweise Unterstützung von einer Assistenz. Dazu arbeitet er in einer Schule als Assistent des Hausmeisters. Nach einem bakteriellen Infekt muss eine Hand amputiert werden. Hier stellt sich nun die Frage, welches Hilfsmittel ihm zusteht.

Aufgrund der Beeinträchtigung kann vielleicht seitens der Klinik und der Krankenkasse (vorurteilsbegründet) vermutet werden, dass eine passive Unterarmprothese mit ästhetischem Zweck ausreichend sein kann, denn ein Mensch mit kognitiven Beeinträchtigungen hat ja eh schon ein Problem mit der Teilhabe, geht vermutlich nicht arbeiten und wird rund um die Uhr betreut.

Tatsächlich ist es aber so, dass er einer Arbeit nachgeht, in der er seine Hand benötigt (Teilhabe am Arbeitsleben, die Chance zur beruflichen Rehabilitation), aber auch der soziale Teilhabeaspekt hier greift. Mit einer aktiven, sensorischen Hand kann er im besten Fall auf seine aktuelle Assistenz zurückgreifen und benötigt keinen Mehraufwand, d. h. auch, dass seine Selbständigkeit erhalten bleibt. Ein

Mensch ohne Beeinträchtigung würde in Bezug auf ästhetische/passive Prothesen, aber auch aktive/sensorische Prothesen (seitens des Sozialdienstes der Klinik) beraten werden. Auch ein Rehabilitationsplatz würde mit ihm besprochen werden.

Hinzu kommt zusätzlich, dass der junge Mann aus partizipativer Sicht natürlich mit in die Prozesse eingebunden werden muss, d.h. auch, dass seine Entscheidung maßgeblich für die Entscheidung ist.

Zu erwähnen ist noch, dass ein Hilfsmittel immer passgenau auf anwendende Personen ausgerichtet sein muss. D.h., wenn ein Kind einen Rollstuhl benötigt, ist dieser sofort anzupassen/auszutauschen, wenn sich aufgrund vom individuellen Wachstum die Größe verändert. Auch sind möglicherweise unterschiedliche Modelle zu gewähren, z.B. einen Alltagsrollstuhl und einen für besondere, sportliche Betätigungen. Dazu gibt es auch Unterstützungsmittel für Rollstühle, wie z.B. einen motorisierten Antrieb (Rollstuhlzuggerät).

3 Ausgewählte Themenbereiche

3.1 Kommunikation und Transparenz

Es scheint beinahe eine Binsenweisheit zu sein, aber: Kommunikation ist die Grundlage menschlichen Daseins, menschlichen Werdens, aber auch menschlichen Vergehens (was im Rahmen der Kommunikation in Kliniken nicht wenig bedeutsam ist). Und hierbei ist jedwede Art von Kommunikation gemeint. Ohne Kommunikation würden wir Menschen nur wenige Stunden bzw. Tage überleben können. Kommunikation ist somit der »rote Faden« des Lebens (vgl. Greving/Hülsmann 2023, 11–56). Die elementare Daseinsweise des Menschen ereignet sich somit in der Kommunikation: primär mit den ersten Beziehungspartnern, also den Eltern oder anderen bedeutenden Bezugspersonen – aber auch weiterhin mit allen Personen, mit denen der Mensch im Laufe seines Lebens diesen Weg beschreitet. Deshalb stellte die Erforschung der kommunikativen Grundtatsachen und Grundlagen immer schon eine transdisziplinäre Querschnittsaufgabe der Philosophie, der Psychologie, der Soziologie, ja sogar der Theologie und in den letzten Jahren immer mehr auch der Erziehungswissenschaften dar.

Gerade in Bezug auf die Kommunikation mit Menschen mit Beeinträchtigungen ist diese Thematik bedeutsam, da diese Menschen – aufgrund ihrer Beeinträchtigungen – manchmal Kommunikationsprozesse nicht oder nur teilbereichlich verstehen. Das wird z. B. deutlich bei der Kommunikation von Menschen mit Sinnesbeeinträchtigungen:

Das bekannteste Beispiel sind Hörbeeinträchtigte Menschen, die in ihrer Kommunikation auf die Unterstützung von Gebärdensprachdolmetschern angewiesen sind oder Sehbeeinträchtigte Menschen, die ein taktiles oder auditives Leitsystem benötigen. Es gilt aber auch zu bedenken, dass einige Menschen eine individuelle Form der Kommunikation – d. h. eine nicht so bekannte Form wie die der Gebärdensprache oder Brailleschrift – aufweisen, wie z. B. bei Menschen aus dem Autismus-Spektrum oder Menschen, welche mit sehr spezifischen Syndromen leben. Hier kann es vorkommen, dass die Sprache verändert wird und diese zunächst für den Gegenüber keinen Sinn ergibt oder aber der Gegenüber nichtverbal ist und über einen Talker (Sprachausgabegerät) kommuniziert, obwohl er eigentlich reden kann, wenn er sich sicher und verstanden fühlt. Hinzu kommen Handlungsmuster, die zunächst befremdlich wirken können. So kann es vorkommen, das Patient:innen scheinbar aggressiv auf die Situation reagieren, in dem sie dem Gegenüber an den Haaren ziehen, spucken, weglaufen, schreien oder autoaggressiv werden. Meistens handelt es sich hierbei jedoch nicht um persönlich gemeinte Attacken, sondern um einen Ausdruck von Angst, Hilflosigkeit, Überforderung und Nichtverständnis, bzw. mangelnde Nachvollziehbarkeit. Hier lässt sich die Situation mit sicherheitsgebenden Maßnahmen, wie z. B. eine vertraute Begleitperson (gesetzlich seit dem 01.11.2022 geregelt; s. o.), Transparenz (detailliert erklären, welche Schritte eingeleitet werden, wie die Untersuchung/Behandlung abläuft), gute Kommunikation und Vor- bzw. Nachbereitung oder das Vermeiden von unnötigen Reizen reduzieren. In Bezug auf diese Menschen ist der Kommunikationsprozess somit immer wieder neu und individuell zu gestalten. Damit eine möglichst störungsfreie Kommunikation zwischen den Ärzt:innen und Pflegekräften in einer Klinik und diesen Menschen realisiert werden kann, ist folglich eine sehr individuelle und proaktive Form der Kommunikation zu realisieren. Was bedeutet das konkret?

In einem ersten Schritt sollten die im Handlungsfeld des Krankenhauses Mitarbeitenden wissen, mit welcher Form der Beeinträchtigung der Patient, bzw. die Patientin zu ihnen kommt. Vielleicht erklärt sich hierüber schon die grundlegende Art und Weise der kommunikativen Notwendigkeiten.

Um dieses Basiswissen zu erhalten ist der Austausch mit den besonderen Wohnformen/ambulanter Assistenz, der rechtlichen Betreuung, den Angehörigen oder nahestehenden Personen (auch Partner) immens wichtig. Hier sind auch seitens der Einrichtung der sog. Eingliederungshilfe und/oder der Angehörigen gut zugängliche Basisinformationen, welche mit in das Krankenhaus gegeben werden können wichtig, wie z. B. kurze, gebündelte und nur die notwendigen Informationen enthaltenden Überleitungsbögen. In Kliniken herrscht, ebenso wie in den Wohnformen, ein Personalmangel, die Zeit für den Patienten ist sehr begrenzt und somit können die Pflege/Ärzt:innen nicht die gesamten (individuellen) Hilfe-/Teilhabepläne wahrnehmen, bzw. lesen. Hier ist es wichtig zu filtern. Also:

- Was benötigen Patient:innen?
- Wer kann im Notfall kontaktiert werden?
- Gibt es eine Patientenverfügung oder Vorsorgevollmacht, wen ja: wer besitzt diese?
- Welche Hilfestellung ist ZWINGEND (lebens-)notwendig (z. B. Begleitung beim Essen wegen Erstickungsgefahr und nicht: muss täglich mit Feuchtigkeitscreme eingecremt werden).

Des Weiteren wäre zu klären, ob und wie dieser Mensch unterstützt kommuniziert. Hierzu sollten die jeweiligen Hilfsmittel bekannt sein. Aufgrund der zahlreichen Hilfsmittel (Talker, bzw. Sprachausgabegeräte, Bildermappen, unterschiedliche App-Programme, Piktogramme etc.) sollte der Soziale Dienst in Kliniken daraufhin geschult sein und/oder Heilpädagog:innen beschäftigen. Im Landkreis Lörrach haben sich z.B die Klinken dazu entschieden, eine heilpädagogische Stabsstelle zu integrieren, welche die notwendigen Informationen und Transfer-, bzw. Übersetzungsleistungen für das ärztliche und pflegende Personal bereitstellen. Und zusätzliche an der Pflegeschule heilpädagogische Basics vermittelt (siehe: Badische Zeitung 2019: o.S.). Auch kann an dieser Stelle schon ein intensiver Bezug der Angehörigen, bzw. der Mitarbeitenden der aktuellen Einrichtung der Eingliederungshilfe relevant sein. Wobei auch die Kommunikationsprozesse mit diesen Personengruppen professionell gestaltet werden müssen. D. h. – wie schon mehrfach erwähnt – eine gute Vorbereitung ist für die Transparenz und Kooperation der Disziplinen unabdingbar für ein gutes Gelingen der gemeinsamen Tätigkeiten.

Auf diesem Hintergrund sind dann die nachfolgenden Aussagen zur Kommunikation in jedem Einzelfall, in jeder konkreten einzelnen individuellen Situation zu überprüfen und umzusetzen.

Was kann grundsätzlich zur Kommunikation und zu kommunikativen Prozessen ausgesagt werden? – Folgende Aussagen sind hierzu relevant (vgl. Greving/Hülsmann 2023, 41–56):

Kommunikation ist grundsätzlich und grundlegend die bestimmende Voraussetzung, damit Sinn im menschlichen Dasein entsteht, so dass das Sinnverstehen zwischen den einzelnen Menschen wechselseitig immer wieder neu erschaffen werden kann. Ein Sinn-volles Leben zwischen Menschen erscheint ohne Kommunikation tatsächlich Sinn-los. Sinn – als das gemeinsame Erleben und Gestalten von Wahrheit und Wirklichkeit sowie Wirksamkeit in der Welt – ist folglich grundlegend auf kommunikative Interaktionen zurückzuführen. Als isolierter Mensch ist eine Entwicklung im Hinblick auf Sinnprozesse kaum einmal möglich (vielleicht punktuell im Rahmen ganz bestimmter, hierfür mehr oder weniger bewusst ausgeformter, ausgeprägter und ausgewählter Lebensformen; so vielleicht im Dasein des Eremiten). Sinn entsteht hierbei immer an den Schnittstellen unterschiedlicher Individuen, welche sich als Personen im gemeinsamen Handlungs- und Kommunikationsraum wahrnehmen, schätzen, austauschen und somit (wenn es »gut läuft«) für beide Seiten sinnvolle Strukturen und Inhalte generieren. Das Entstehen von Sinn bzw. das Verstehen von Sinn, das Erschaffen von Sinnstrukturen (welche manchmal und individuell aber auch als sehr wenig sinnhaft wahrgenommen werden können – wie z. B. bei bestimmten Ausprägungen des Herausfordernden Verhaltens) gehört demzufolge zu den grundlegendsten Formen und Grundlagen der Kommunikation. Hierbei sind im Rahmen der Begleitung von Menschen mit Beeinträchtigungen im Kontext eines Krankenhauses folgende Fragen bedeutsam:

- Welche Sinnstrukturen hat die gegenüber seiende Person? Nach welchem Muster, nach welcher Logik erfolgt die Kommunikation? Ergibt es für den Gegenüber Sinn zu schreien oder an den Haaren zu ziehen, da er so signalisiert, dass er sich unsicher fühlt?
- Erkennt die gegenüber seiende Person den Sinn der Behandlung/Diagnostik im Krankenhaus und wenn nein: wie kann das Problem gelöst werden? (Transparenz, Begleitung durch vertraute Personen, Schritt-für-Schritt Erklärungen, etc.)
- Wie gelingt es dem Kommunikationspartner, Sinnstrukturen in seine Kommunikation hineinzugeben – und das in einer Situation, welche für den beeinträchtigten Kommunikationspartner möglicherweise irritierend oder sogar (lebens-)bedrohlich ist? D. h. kann die Situation durch Ruhe und Besonnenheit, sowie Erklärungen und/oder Körpersprache, Unterstützter Kommunikation, Bildermappen oder das Hilfeholen durch Dritte etc. verständlich gemacht werden?
- Wie gelingt es dem Zuhörenden (also den ärztlich und pflegenden Tätigen) widerzuspiegeln, was er an sinnvollen Strukturen verstanden hat? – Und wie ist

dieses dem Menschen mit Beeinträchtigung möglich? Also: findet auf dieser Ebene tatsächlich eine verständigungs- und verstehensorientierte Form der Kommunikation statt? Hier ist wieder ganz klar anzumerken, dass Mitarbeitende in den Klinken kaum mit Wissen über Menschen mit Beeinträchtigungen, deren Kompensationsmechanismen oder Verhaltensweisen vertraut sind. Auf der anderen Seite gilt in manchen Fällen: Je älter der Mensch mit Beeinträchtigungen ist, umso wahrscheinlicher ist das sog. »Weißkittelsyndrom«, da Menschen mit Beeinträchtigungen noch bis in das 21.Jhd. durch sogenannte *Heimärzte/Krankenschwestern* medizinisch versorgt wurden, was bei älteren Patient:innen aufgrund des historischen Kontextes zu traumatisierenden Erlebnissen geführt hat. So kann es hier z.B. hilfreich sein, bei einer schwierigen Blutabnahme nachzufragen, ob es Ärzt:innen im Umfeld gibt, bei denen der Vorgang unproblematischer abläuft oder es eine (beruhigende) Alternative in den Kliniken gibt (z.B. durch erfahrenes Personal).

- Wie gelingt es beiden Kommunikationspartnern, sich auf eine sinnverstehende Kommunikation – auch und gerade im Rahmen einer Bedrohung dieser Situation durch eine möglicherweise schwerwiegende Erkrankung – zu verständigen? Auch hier ist wieder die Transparenz und Kooperation zwischen den Disziplinen zu erwähnen. Denn hierdurch können falsch verstandene Aussagen und Handlungen, wie z.B. das Schlagen als Ausdruck von Hilflosigkeit und nicht des persönlichen Angriffs, korrigiert werden.

An dieser Stelle können einige bedeutsame und hilfreiche (theorienübergreifende) Themenstellungen zur Kommunikation von Buber, Levinas, Bourdieu, Latour und Habermas skizziert und bilanziert werden müssen:

Die wechselseitige Möglichkeit, Sinn in der Kommunikation mit dem Anderen zu entwickeln, hat etwas damit zu tun, dass ich mich am Anderen selber entwickeln kann, so dass das »Du« tatsächlich am Anderen entstehen und das »Ich« tatsächlich auch am Anderen zum »Du« werden kann. Dieser Prozess geht dennoch nicht immer auf (worauf Levinas schon vor vielen Jahren verwiesen hat): Es bleibt manchmal ein Rest von Missverstehen, von Nichtverständnis – und diese Möglichkeit des Nichtverstehens ist möglicherweise die Grundlage menschlicher Kommunikation und menschlichen Sinnverstehens überhaupt. Das scheint im Krankenhaus besonders bedeutsam zu sein, da der Sinn der Ärztinnen und Ärzte, sowie der Pflegenden im Wiederherstellen der Gesundheit des Patienten mit Beeinträchtigung besteht – der oder die heilpädagogisch Tätige jedoch eine Begleitung zur Teilhabe anstrebt und der erkrankte betroffene Mensch selber möglicherweise nur teilbereichlich nachvollziehen kann was mit ihm in dieser Situation (auch kommunikativ) geschieht. Der Raum an Möglichkeiten, der entsteht, wenn Menschen aneinandergeraten und Missverständnisse generieren, eröffnet allerdings möglicherweise dann doch neue Verstehenshorizonte, die beim ersten Wahrnehmen bzw. Verstehen des Anderen so nicht einmal in Ansätzen deutlich geworden wären – aber, wie oben bereits kurz erwähnt, diese Prozesse müssen in Kliniken proaktiv wahrgenommen und vorbereitet werden.

Eine intensive Wahrnehmung des Anderen ist hierbei infolgedessen von besonderer Bedeutung. Im Hinblick auf das Sein des Menschen in (auch unterschiedlichen) Gesellschaftsstrukturen (worauf Bourdieu mit seinem Habitus-Konzept verweist; vgl. Bourdieu 1987) muss des Weiteren festgestellt werden, dass der einzelne Mensch sein gesellschaftliches Gewordensein in diese Kommunikationsstrukturen hineinbringt. Und andererseits werden die gesellschaftlichen Normierungen durch diese Kommunikationsprozesse an ihn herangetragen und durch ihn ausgeformt. Dieses bedeutet, dass Kommunikation auch immer eine Wechselwirkung zwischen der Gesellschaft und der jeweiligen Person, die in dieser lebt, darstellt und diese sich gegenseitig formen. Also: Normen und Werte, die die jeweilige Kultur prägen, beeinflussen die Kommunikationsstruktur(en) und andersherum: die Kommunikationsstrukturen der Gesellschaft beeinflussen die Gesellschaftsstrukturen. In Bezug auf die Kommunikation in Krankenhäusern kann und muss hierbei auch auf die Macht- und Hierarchiestrukturen verwiesen werden, in welchen sich die dort Tätigen befinden (auch wenn dieses an dieser Stelle nicht weiter ausgeführt werden kann). Zudem: die Rolle der beeinträchtigten Patient:innen ist evtl. noch einmal wieder eine für alle Beteiligten hilflos-machende Rolle:

- Für den Menschen mit Beeinträchtigung, da er auf keine oder nur wenige kommunikative Ressourcen für eine solche Situation zurückgreifen kann.
- Für die in der Klinik Tätigen, für die eine solchermaßen individuelle und personenbezogene Kommunikation möglicherweise eine sehr unbekannte Situation darstellt.
- Für die Angehörigen, welche vielleicht zwischen diesen beiden Kommunikationspartnern vermitteln und Übersetzungsleistungen generieren müssen – obwohl sie ggf. voller Sorge sind.
- Für die Mitarbeitenden der Organisation der Eingliederungshilfe, die evtl. ein völlig anderes professionelle Ziel verfolgen als diejenigen in der Klinik.

Die Art und Weise, wie der Einzelne in Kommunikation ist, wie sie sich für ihn ereignet, wie er zulässt, wie er zuhört, wie er Freiräume schafft oder eben auch nicht – all das sind Themenbereiche, die an den Schnittstellen von Person und Gesellschaft, in diesem Fall der Organisation des Krankenhauses als Teil der Gesellschaft, auftreten. Aber auch die Art und Weise, wie Kommunikation möglicherweise zu Handlungen führt bzw. diese Handlungen kommunikativen Charakter haben, muss an dieser Stelle benannt zu werden: Kommunikation und Sinnverstehen erscheinen hierbei als grundlegende Kategorien eines Konzeptes, welches auf die Pragmatik menschlicher Seins- und Sinnesverstehensprozesse zielt, bzw. sind eben diese Prozesse auf Kommunikation radikal und endgültig angewiesen. Alles das, was ein Mensch mit Beeinträchtigung somit im Rahmen einer Klinikaufenthaltes äußert, vermag zu einer Handlung werden, oder als eine solche gedeutet werden. So kann es geschehen, dass der Mensch mit einer Autismus-Spektrum-Störung körpersprachlich, z. B. durch Anfassen, Kneifen oder Wegschlagen von Dingen und/oder Menschen kommuniziert, aber diese Form der Kommunikation von den Handlungspartnern in der Klinik als Herausforderung, Bedrohung oder gar Aggression (fehl-) gedeutet wird.

Das bedeutet nun allerdings auch, dass die grundlegenden Fragen einer Methodologie und Methodik der Kommunikation immer inter- und transdisziplinär zu verstehen und zu behandeln sind. Es geht hierbei darum, die unterschiedlichsten interdisziplinären Bezüge (zwischen Philosophie, Anthropologie, Psychologie, Soziologie und weiterer Wissenschaften) zu verstehen, zu nutzen, zu differenzieren, um hierdurch kommunikative Prozesse wahrzunehmen, zu verstehen und kreativ gestalten zu können.

Durch diese Inter- und Transdisziplinarität können neue Strukturen entstehen, da die Disziplinen sich gegenseitigen übersetzen und somit das Verständnis für Menschen mit Beeinträchtigungen abgleichen und – in Kooperation – neu definieren. Aufgrund dieser neuen Strukturen lassen sich ggf. auch gesellschafts-politische Aspekte neu überdenken und Grundlagen für eine gelungene Versorgung generieren. Denn: durch neue Studien, bzw. (partizipative) Datenerhebung/Befragungen wird die Welt mobilisiert. Durch diese erhobenen und gesicherten Daten entsteht eine Autonomisierung, welche z.B. die »Kompetenzkonflikte mit benachbarten Professionen und Disziplinen (...) lösen.« (Latour 2002, 124). Durch das Lösen dieser Konflikte können Allianzen zwischen den Mitarbeitenden der Klinken, der Eingliederungshilfe und vor allem der Betroffenen selbst entstehen, welche durch eine öffentliche Präsentation (der Bedarfe und Bedürfnisse) z.B. Gelder generieren oder das politische System hierdurch kreativ neu gedeutet und gestaltet werden kann (vgl. Latour 2002, 119ff).

Was bedeutet das nun für die Kommunikation generell? Was muss an Kenntnissen vorhanden sein, damit Gesprächsführungsprozesse aus der Perspektive der Kommunikation bzw. aus der Wahrnehmung des anderen Menschen (mit Beeinträchtigung) gestaltbar werden? Hierzu sollen nun im Folgenden einige kurze Hinweise genügen, um die Methoden- und Konzeptseite dieser Kommunikation deutlicher zu beleuchten.

Grundsätzlich kann und muss davon ausgegangen werden, dass der Prozess der Gesprächsführung immer einen motivierenden Charakter für beide bzw. alle Handelnden und kommunizierenden Personen besitzen muss (vgl. Miller/Rollnick 2015, 15–56) – und das auch und gerade im Kontext der (auch) kommunikativen Auseinandersetzung mit Erkrankungen. Das bedeutet, dass sich die Handlungspartner bewusst (oder, bei Menschen mit Beeinträchtigungen, zumindest teilbewusst) darüber im Klaren sein müssen, dass Gespräche und kommunikative Handlungen fast immer Veränderungsprozesse beinhalten, bzw. anstoßen. Dass diese Veränderungsprozesse alle Handelnden dazu führen, ihre Kommunikationssituation in Bezug auf eine positive motivierte und motivierende Veränderung zu gestalten. Miller und Rollnick (2015) bezeichnen dazu folgende Voraussetzungen, die relevant sind, um eine motivierende Gesprächsführung (und das heißt Veränderungsprozesse aller kommunikativ handelnden Personen) umzusetzen:

Beziehungsaufbau

Vor jeder Kommunikation, respektive in den ersten Augenblicken einer kommunikativen Situation, ist es von zentraler Bedeutung das »zwischenmenschliche Fundament« zu legen (Miller/Rollnick 2015, 57). Dabei erfolgt der Beziehungsaufbau bzw. die gegenseitige Gesprächs-Fokussierung in wenigen Sekunden oder Augenblicken im wahrsten Sinne dieses Wortes).

Für die Arbeit mit Menschen mit Beeinträchtigungen bedeutet das, dass alle Mitarbeitenden einen Überblick über die Kommunikationsweisen und Möglichkeiten von Menschen mit Beeinträchtigungen haben (sollten). Aber auch, dass Menschen mit Beeinträchtigungen partizipativ an den Prozessen beteiligt werden. Diese werden im weiteren Gesprächsverlauf und in weiteren Gesprächen ausdifferenziert. Dieses ist im Krankenhaus nicht wenig problematisch, da das ärztliche Personal oft nur in sehr wenigen kommunikativen Kontakten zu den Patienten mit Beeinträchtigung steht, das pflegerische Personal (bedingt durch die Schichtdienste) häufig wechselt und infolgedessen der Patient sich immer wieder neu auf immer wieder andere Personen einstellen muss – ähnliches gilt auch für die Angehörigen, resp. die Mitarbeitenden der Einrichtungen der Eingliederungshilfe. Hier ist es besonders wichtig, Informationen gut zugänglich (oder sogar verbindlich durch konkrete Prozessbeschreibungen) vorzuhalten und immer wieder zu aktualisieren. Das bedeutet, dass die Mitarbeitenden in den Einrichtungen der sogenannten Eingliederungshilfe auf diese – immer aktualisierten Informationen – verweisen und diese gut zugänglich hinterlegen. Aber auch, dass das Klinikpersonal die Informationen und den Ablageorte weitergibt und sich über Veränderungen austauscht und diese auch an die Mitarbeitenden der Wohnform weitergibt. Durch diese Schritte wird eine Fehlkommunikation verringert und/oder ausgeschlossen und beide Seiten sind über den aktuellen Behandlungs- und/oder Gesundheitszustand vollumfänglich informiert.

Im Rahmen des Beziehungsaufbaus ist es zudem notwendig, ein gemeinsames zwischenmenschliches Fundament zu entwickeln, auf welchem und in dem alle Handlungspartner zufrieden sind und sich wohlfühlen. Dieser kommunikative Vorgang vollzieht sich immer als ein Prozess, der auf Gegenseitigkeit angelegt ist und von beiden Handlungsseiten (mehr oder weniger bewusst) gesteuert wird. Gerade im Hinblick auf dienstliche Gespräche bzw. im Hinblick auf Kommunikationssituationen, die für den einen Handlungspartner krankheitsbedingt nicht freiwillig sind, ist es doppelt notwendig, eine Situation der Gemeinsamkeit und der Gegenseitigkeit entstehen zu lassen. Die Verantwortung hierfür kommt im Regelfall der professionellen Seite dieser Kommunikationsstruktur, also den im Gesundheitswesen handelnden Personen zu.

Aus der Sicht des Begriffs »Person(en)zentriertheit«, kann zudem festgestellt werden, dass es bei dem Begriff um die Person geht, welche ins Zentrum rückt. In den letzten Jahren wird im Zuge der Behandlungen in Klinken immer mehr bemängelt, dass die medizinischen Kräfte nicht mehr nah am Pateinten sind, diese nicht mehr namentlich kennen und die Versorgung – aufgrund der algorithmisch festgelegten Fallpauschale – nicht mehr individuell sei. Das mag zum einen der DRG geschuldet sein oder der Wirtschaftlichkeit, bzw. des Wirtschaftlichkeitsgebotes, aber auch der Zeit und dem »verschobenen«/problematischen Menschenbild im Krankenhaus. So wird aus *Frau Müller im Zimmer 12* schnell *der Blinddarmdurchbruch*. Der Patient wird also zu einem Objekt und ist kein personzentriertes Subjekt mehr.

Personzentriertheit bedeutet aber eigentlich ein

> »…interaktives Handeln, welches den zu unterstützenden Menschen als Person annimmt, beachtet, respektiert und seine Bedürfnisse nach Selbstachtung zu befriedigen sucht. (…) So definiertes Personzentriertes Arbeiten nutzt zum Zweck der Orientierung in der Sicht-, Denk- und Handlungsweise des Gegenübers neben dem Personzentriertenansatz von Carl R. Rogers auch noch Erkenntnisse der Individualpsychologie von Alfred Adler und der sozialen Lerntheorie von Albert Bandura über menschliches Erleben und Verhalten.« (Ondracek 2020, 28)

Gerade diese Sichtweise wirkt sich im Umgang mit Personen oftmals positiv auf die Interaktion und Kommunikation aus, denn das Gegenüber fühlt sich angenommen und verstanden. So können auch Sicherheit und Zugehörigkeit vermittelt werden kann, was herausforderndes Verhalten verringern oder vermeiden kann. Denn: Gerade diese Sicherheit ist ein wichtiger Bestandteil im Umgang von Menschen in unsicheren Situationen.

An dieser Stelle muss natürlich erneut auch das organisatorische Umfeld des Krankenhauses benannt werden, in denen die Handelnden tätig sind: Dieses kann eine Begründung dafür sein, dass die einzelnen Handelnden sich Zwängen ausgesetzt sehen, welche aufgrund der Struktur dieser Organisation, ihrer Kultur und den Machtkonstellationen in eben dieser bedeutsam sein können (vgl. Greving/Niehoff/Schöttler 2020, 10–47). Von besonderer Relevanz ist dabei die Wahrnehmung des Kommunikationspartners, in diesem Fall des Patienten, bzw. der Patientin mit Beeinträchtigung, im Rahmen organisatorischer Kontexte:

- Wie fühlt er/sie sich? Das Umfeld ist neu, anders und mit unterschiedlichen (negativen) Reizen behaftet.
- Wie scheint er/sie zu fühlen? Wird das Handeln der Person als aggressiv wahrgenommen oder als unsicher? Als ruhig oder belastend?
- Wie drückt er/sie diese Gefühle aus? Der (allgemein bekannten) Norm entsprechend oder von ihr abweichend?
- Welche Angstphänomene löst er/sie gegebenenfalls aus (vgl. Miller/Rollnick 2015, 57), bzw.: welche Angstphänomene werden bei ihm/ihr, durch welche Strukturen und Prozesse der Klinik, ausgelöst? Welche Grundeinstellung ist gegenüber Menschen mit Beeinträchtigungen oder auf der anderen Seite gegenüber Ärzt:innen vorhanden? Welche (Vor-)Erfahrungen wurden beidseitig gemacht? Welche Reize hat das Umfeld und wie ist das emotionale Befinden der Beteiligten (zum Beispiel: hat diese einen schlechten Tag)?
- Welche Nähe- und/oder Distanzphänomene sind hierbei bedeutsam? Lassen Mitarbeitende Nähe aus Schuldgefühl und Scharm zu, weil die Person beeinträchtigt ist (was nicht im Sinne der Inklusion und Teilhabe wäre)? Gehen Mitarbeitende auf Distanz, weil sie mit der Beeinträchtigung nicht umgehen können?
- Wir wirken sich die jeweilige Organisationsstruktur und -kultur des Krankenhauses auf sie/ihn aus? (Siehe hierzu auch den historischen Kontext, in welchem Kliniken, aber auch die Organisationen der sog. Eingliederungshilfe entstanden sind.)
- Welche Machtphänomene in der Klinik prägen die konkrete Situation der Kommunikationspartner? Welche Rolle hat die rechtliche Betreuung in der

Kommunikation? Welches Wissen hat der Arzt/die Ärztin in Bezug auf den Einwilligungsvorbehalt (durch Aufklärung können Patient:innen ggf. selbst eine Entscheidung treffen).
- Welche (Vor-)Urteile, bzw. welches Wissen oder Unwissen prägen diese kommunikative Situation? Z. B. alle nicht verbalen Menschen oder Mensch im Rollstuhl mit einer Spastik sind auch kognitiv beeinträchtigt (dem ist ganz klar nicht so) und müssen dementsprechend behandelt werden.

Von zentraler Bedeutung ist im Rahmen des Beziehungsaufbaus zudem die Wahrnehmung der eigenen professionellen Rolle, welche immer auch eine professionelle Distanz zur anderen Person aufbaut und zum Ausdruck bringt. Das ist gerade in Kliniken ein ständiges Thema – und das nicht erst durch die Wahrnehmung der unterschiedlichen Nähe- und Distanzphänomene anhand der Berufskleidung (an welcher das konkrete Hierarchiesystem der jeweiligen Klinik sehr gut zu erkennen ist). Nähe und Distanz sind demzufolge bedeutungsvolle Aspekte, welche bewusst in diesen Beziehungsaufbau einfließen (müssen). Zudem ist eine intensive Wahrnehmung des anderen nahezu ausschließlich aus einer ganz bestimmten Distanz (mit einem ganz bestimmten Fokus) realisierbar.

Ein weiterer wichtiger Punkt, der zum Beziehungsaufbau gehört, bildet das Zuhören: Dieses erscheint in den Kliniken recht häufig sehr verknappt (Stichwort »Minutenpflege) und bleibt oft in den Anforderungen der DRG-Systematik stecken. Umso wichtiger ist es eine Kultur der pointierten Wahrnehmung des anderen Menschen, in diesem Fall des erkrankten Menschen mit Beeinträchtigung, zu entwickeln: In den Momenten, den Augenblicken, in welchen die Ärztin, bzw. der Krankenpfleger diesen Menschen wahrnimmt soll und muss sie oder er sehr genau hinhören, muss sehr genau wahrnehmen, was dieser zu sagen (oder auch zu schweigen) hat. Auch dieses muss auf dem Hintergrund des oben schon angedeuteten proaktiven Wissens um den anderen geschehen: nur wenn ich mich mit der (beeinträchtigten oder gar behinderten) Geschichte des Anderen auseinandergesetzt habe, kann ich seine kommunikativen Botschaften deuten und (im besten Fall) verstehen, sowie mich darauf beziehen.

Ein wichtiger letzter Aspekt des Beziehungsaufbaus ist die Wahrnehmung der Ziele und Wertvorstellungen des Gegenübers – aber auch seiner eigenen Ausprägungen und Erfahrungen schon in einem sehr frühen Kommunikationsstadium (vgl. Miller/Rollnick 2015, 99):

- Warum agiert der Andere in diesem Gespräch? In welcher Rolle begegnet er mir? Und: Ist ihm diese Rolle bewusst? Hier sollte darauf verwiesen werden, dass sich Menschen mit (vor allem kognitiven und mehrfachen) Beeinträchtigungen ihrer Rolle oftmals nicht bewusst sind. Rollen definieren sich über Systeme und oftmals sind diese Systeme bei den Betroffenen sehr eingeschränkt. Zu bedenken wäre, dass der Mensch mit Beeinträchtigung im Krankenhauskontext die Rolle des Hilflosen und Unsicheren einnimmt.
- Wodurch agiert der Andere in diesem Gespräch? Ist er verbalsprachlich? Kommuniziert er unterstützt? Durch welche Hilfsmittel? Wie ist seine Körpersprache zu deuten? Auch hier gilt es zu bedenken, dass manche Beeinträchtigungen eine

andere Art der Kommunikation haben (siehe z. B. das Autismus-Spektrum). Auf der anderen Seite sind die Hilfsmittel zur Kommunikation für viele Mitarbeitende in den Klinken nicht oder nur unzureichend bekannt. Zudem kann es durch die Hilfsmittel zu einem erhöhten Zeitaufwand kommen, z. B., wenn ein Sprachausgabegerät verwendet wird.

- Warum realisiere ich, als tätige Person in einer Klinik, bestimmte Themenbereiche? Was ist mir beim jeweiligen Gespräch mit dem Patienten wichtig? Geht es um Informationsweitergabe, um Diagnostik, um Behandlung etc.? Hierbei kann es um – für den Patienten – verständliche Bereiche, wie z. B. die Körperhygiene gehen, aber auch um komplexe Inhalte wie z. B. ein Aufklärungsgespräch für eine anstehende Operation.
- Wodurch erkennt der Andere, der Patient, in welcher Rolle ich mit ihm oder ihr agiere? Auch hier sollte bedacht werden, dass Menschen mit Beeinträchtigungen oftmals nur die Rolleninhaber im Kontext der Eingliederungshilfe (als Begleit- oder Assistenzpersonen) haben, wie z. B. Gruppenmitarbeitende und/oder Mitbewohnende. Das Bundesteilhabegesetz (BTHHG) setzt den Fokus zwar auf die Teilhabe (in und mit der Gesellschaft), jedoch kommt die Umsetzung erst mühsam in Gang.
- Wie und wodurch wertschätze ich den anderen? Wie und wodurch nimmt er meine Wertschätzung wahr? – Wie erlebe ich wiederum, dass der Patient sich in meiner Gegenwart (authentisch) wohlfühlt? Wobei das Wohlfühlen bei einigen Beeinträchtigungen der Norm abweichen kann. So kann z. B. Kneifen ein Ausdruck von Zuneigung sein.
- Wie erlebe in diesen Kommunikationssituationen meine Grenzen? Gerade durch die Institutionalisierung erleben Menschen mit Beeinträchtigungen andere Grenzen als die, die gesellschaftlich anerkannt sind. Beispielsweise wird in den Einrichtungen primär geduzt, so dass die Mitarbeitenden in den Klinken vermutlich von dem Patienten auch mit »Du« angesprochen werden. Auch eine (scheinbare) körperliche Distanzlosigkeit (umarmen, festhalten) ist denkbar. Hier ist es aber wichtig, seine eigenen Grenzen umzusetzen und nicht auf dem Hintergrund der Beeinträchtigung diese überschreiten zu lassen.
- Wie gestalte ich hierbei diese Grenzen in der konkreten Gesprächssituation? Wie überwinde ich sie möglicherweise, oder – wie bereits oben erwähnt – wie setze ich diese um?

Diese und viele weitere Fragen stellen sich, um den Beziehungsaufbau in einer ersten kommunikativen Situation zu entwickeln (vgl. Miller/Rollnick 2015, 100).

Fokussierung

Auch wenn die Realisierung der Kommunikation im Hinblick auf die Wahrnehmung des anderen Menschen immer viele Freiräume hat, so ist es doch unabdingbar notwendig und sinnvoll, in diesen Gesprächen Themen und Inhalte zu fokussieren – gerade auch im Hinblick auf die recht deutlichen und prägnanten Aufgaben, welche sich für alle Beteiligten bei einem Krankenhausaufenthalt ergeben. Das hat u. a. auch damit zu tun, dass mindestens einer der Kommunikationspartner häufig eine Anfrage an den anderen hat:

- der Arzt erkundigt sich bei der Patientin nach deren Wohlbefinden,
- der Patient möchte von der Pflegekraft wissen, welche nächsten Behandlungsschritte anstehen,
- die Angehörigen fragen die Stationsärztin nach dem Verlauf der Erkrankung,
- die Mitarbeitenden der Organisation der Eingliederungshilfe planen evtl. die Aufnahme der Patientin nach deren Entlassung,
- die rechtliche Betreuung gibt die Weitergabe von Informationen für die Mitarbeitenden der Wohngruppe frei,
- etc.

Daher ist es wichtig, diese Anfrage(n) mit ganz bestimmten Zielen zu verbinden, um dann vielleicht zu einer für alle Beteiligten kohärenten und zufriedenstellenden Antwort zu gelangen. Hierzu Miller/Rollnick ausführlich:

»Im Fokussierungsprozess navigieren wir durch diese oft trügerischen Wasser, um eine klare Richtung zu finden und ihr zu folgen. Häufig müssen wir unterwegs immer wieder Kurskorrekturen vornehmen, weshalb das Fokussieren eher ein fortlaufender als ein einmaliger Prozess ist. Unsere eigene Agenda zur Veränderung lässt sich mit der des Klienten nicht notwendigerweise in den ersten Minuten des Gesprächs wie von selbst in Einklang bringen und bleibt danach auch nicht unverändert. Vielleicht entscheiden Sie sich für eine Richtung, doch dann ändert sich der Fokus, ihre bisherige gemeinsame Agenda ist hinfällig. Und Sie müssen sich neu abstimmen« (Miller/Rollnick 2015, 19).

... und genau für diese neuen Abstimmungsprozesse benötigt es Zeit; Zeit, welche in den Kliniken oft nicht in diesem Maße vorhanden ist und somit in den Behandlungs- und Pflegeverlauf eingeplant werden sollte. Die Fokussierung kommunikativer Vorgänge ist somit eine Aufgabe, welche bei der Aufbau- und Ablaufplanung der Arbeitsverläufe in den Krankenhäusern intensiv berücksichtigt werden muss. In Bezug auf die Kommunikation mit Menschen mit Beeinträchtigungen ist hierbei eine sehr proaktive Vorgehensweise notwendig (s. o.), da in diesen Arzt/Pflegekraft-Patientenkontakten noch mehr Zeit benötigt wird als in den (scheinbar) routinierten Gesprächen mit Patienten ohne Beeinträchtigung.

Evokation

Hiermit ist sowohl der, manchmal auch suggestive, Anstoß des eigenen Vorstellungsvermögens der Kommunikationspartner, als auch die Stärkung dieser im Hinblick auf die Veränderungsmotivation gemeint (vgl. Miller/Rollnick 2015, 185):

- Wie möchte der Gesprächspartner, im Kontext seiner Erkrankung und/oder seiner Gesundung möglicherweise leben? – Hierbei sind die Vorstellungs- und Veränderungsprozesse bei den Patienten i. d. R. andere als diejenigen der Angehörigen oder der professionellen Mitarbeitenden. Zudem sind die Vorstellungs- und Zielprozesse der in den Kliniken Tätigen (u. U. deutlich) andere als diejenigen der

anderen Kommunikationspartner. Es gibt z. B. Menschen mit einer körperlichen Beeinträchtigung, die bewusst auf Prothesen verzichten – oder aber in onkologischen Prozessen keine lebenserhaltenden Maßnahmen wollen.
- Was möchte der oder die Kommunizierende verändern? – Dieses kann sich im Rahmen eines Krankenhausaufenthaltes z. B. auf die Compliance, also auf die Kooperation der Patienten im Rahmen der Behandlung, beziehen. Bei Menschen mit kognitiven Beeinträchtigungen und/oder psychischen Erkrankungen ist hierbei sicherzustellen, dass die Behandlung, bzw. die Behandlungsziele auch verstanden worden sind. In Wechselwirkung sollte aber auch darauf verzichtet werden, abweichende Behandlungsziele (Lebenserhaltende Maßnahmen) unbedingt durchsetzen zu wollen. Hier ist eine gewisse Akzeptanz für den Gegenüber – trotz seiner Beeinträchtigung – wichtig. Oftmals wird unterstellt, dass Menschen mit kognitiven Beeinträchtigungen grundsätzlich nicht verstehen.
- Welche neuen Themen nach dem Krankenhausaufenthalt sind zentral? – Hierbei sind Nachsorgeprozesse genauso in den Blick zu nehmen, wie die oben schon skizzierte Compliance der Patienten. Und auch hier gibt es Handlungsbedarfe in Bezug auf die Nachsorge. Im Klinikalltag ist es oftmals schon schwierig, für Menschen ohne Beeinträchtigungen einen Tagesplatz in einer Pflegeeinrichtung zu bekommen. Für Menschen mit Beeinträchtigungen gibt es so gut wie keine. Ebenso sind Physiotherapieangebote selten konkret und individuell auf Menschen mit Beeinträchtigungen ausgelegt.

Veränderungsprozesse können durch solche und weitere Fragen in den Gesprächen (in den unterschiedlichen Phasen der Behandlung und der Pflege; siehe hierzu auch das Kapitel 2 in diesem Buch) angestoßen und eine Veränderungsmotivation hierdurch bekräftigt werden.

Das bedeutet nun nicht, den anderen Menschen zu manipulieren: dieses Vorgehen zielt vielmehr darauf ab, mit ihm oder ihr gemeinsam einen gemeinsamen Weg (im Rahmen der Erkrankung und aus dieser hinaus) zu finden und zu gestalten. Hierbei ist die sehr konkrete Wahrnehmung der Mimik und Gestik des Anderen, die sehr genaue Beobachtung in Situationen des Nachdenkens, des Schweigens, des Betrachtens notwendig und bedeutsam – das vor allem bei Menschen mit Beeinträchtigungen, welche nicht verbal, aber möglicherweise unterstützt kommunizieren.

Es sind u. a. diese Schnittstellen, an denen ein genaues Hinhören und Hinsehen bedeutsam ist:

- zwischen Motivation und Ambivalenz (im Rahmen der unterschiedlichen Behandlungsphasen),
- zwischen Weiterentwicklung und Verharren (im Rahmen des Wissens, der Verständnisses zur Behandlung; aber auch zur Compliance),
- zwischen Reden und Schweigen (als möglicherweise Ausdruck des Gefordert- oder Überfordert-Seins des Patienten mit einer Beeinträchtigung),
- zwischen sich Anschauen und Wegsehen (evtl. auch als Zeichen des Wahrnehmens und Ausbalancierens von Machtphänomenen) – an denen sich der weitere

kommunikative Verlauf entscheidet. Hierbei und hierin haben die unterschiedlichen Rollen (Arzt, Pflegefachkraft, Angehörige etc.) eine nicht unwesentliche Bedeutung, da diese (häufig vor- und/oder unbewusst) die jeweilige kommunikative Ausrichtung dieser Schnittstellen vorgeben.

Es ist folglich bedeutungsvoll, wie die Handlungspartner sich gemeinsam auf den Weg machen, um weitere Prozesse, weitere Ideen und weitere Veränderungsmotivationen im gemeinsamen Kontext dieser Gespräche in den Kliniken entwickeln. Veränderungswille und Beharrungstendenzen – beide kennzeichnen die Pole dieses Prozesses (wenn auch auf unterschiedlichen Ebenen und grundgelehrt durch höchst unterschiedliche Motivationen). Und beide – Wandel und Beharrlichkeit – müssen primär vom professionellen Kommunikationspartner (im Krankenhaus also von den Ärzten und den Pflegekräften, aber auch vom Sozialdienst und den dort tätigen Heilpädagoginnen) wahrgenommen und in diese Prozesse immer einmal wieder reflektiert und benannt werden.

Planung

Mit diesem Punkt gehen Miller und Rollnick darauf ein, dass das, was in diesen Gesprächen entwickelt worden ist, möglicherweise auch auf den weiteren Lebens-Weg gebracht und verstetigt werden sollte – auch das ist für den Erfolg einer medizinischen Behandlung unabdingbar. Das heißt: es geht darum, nicht nur zu behaupten, dass Motivation angebahnt wird, dass Lebensprozesse sich verändern müssen – es wird auch darum gehen müssen, diese Veränderung in Planungsprozesse umzusetzen, um erste Schritte auf dem Weg dieser Umgestaltung und Erneuerung gehen zu können. Dabei kommt es in diesem Zusammenhang vor allem darauf an, dass derjenige, der diese Ziele und Vorgehensweisen im Rahmen der Arbeit in Kliniken (so z. B. in der Beratung, im Entlass- und Übergangsmanagement etc.) begleitet, darauf achtet, dass diese dann vom Anderen, also vom Patienten, umgesetzt werden. Absprachen und Evaluationen (evtl. durch den sozialen Dienst) kommt hierbei ein bedeutsamer Stellenwert zu. An dieser Stelle ist ein genaues Hinsehen, ein genaues Hinhören, eine aufmerksame Verhaltensbeobachtung durch die Ärzte und Pflegekräfte (aber auch durch die Mitarbeitenden der Einrichtungen der Eingliederungshilfe) unabdingbar: Die genaue und fokussierte Wahrnehmung der Kommunikationsprozesse des Menschen mit Beeinträchtigung muss somit immer im Mittelpunkt dieser Handlungsvollzüge stehen.

Diese Möglichkeiten einer wahrnehmenden und zugleich motivierenden Kommunikationsgestaltung können nun durch unterschiedliche professionelle Kompetenzen differenziert und erweitert werden. An dieser Stelle sollen zunächst diejenigen genannt werden, die schon von Schulz von Thun und anderen hervorgehoben worden sind (vgl. Schulz-von-Thun/Ruppel/Stratmann 2005, 64–134). Es handelt sich dabei im Wesentlichen um vier zentrale Kompetenzen:

- Sich interessieren: Der professionelle Kommunikationspartner sollte ein echtes Interesse für den anderen entwickeln. Er sollte versuchen, mögliche Störmo-

mente in dieser Kommunikationssituation zu minimieren, so dass er den anderen intensiv als den anderen und dieser ihn wiederum als Interessierten wahrnimmt. »Die Kunst, wirklich zuzuhören – was weit mehr bedeutet, als den anderen einfach nur ausreden zu lassen –, spielt eine entscheidende Rolle für das Gelingen der Zusammenarbeit. Da meist viel weniger geübt als das Sprechen, ist für viele Menschen das Zuhören die schwierigere Aufgabe« (Schulz-von-Thun/Ruppel/Stratmann 2005, 66).
Im Rahmen des schon angesprochenen Zeitdilemmas in Krankenhäusern kommt dieser, eigentlich selbstverständlichen, ja fast banalen, Aussage von Schulz-von-Thun u. a. eine nicht unerhebliche Bedeutung zu. Auch ist es wichtig, im Vorfeld schon die gängigsten Kommunikationsformen zu verstehen. Das kann zum einen durch Schulungen, aber zum anderen auch über den Austausch mit den Mitarbeitenden der Wohngruppe angeregt werden und stattfinden.

- Farbe bekennen: Es wird in diesen Gesprächen auch immer darum gehen, dass die Kommunikationspartner voneinander wissen, worum es tatsächlich geht. Das bedeutet: die Ausprägungen der Meinungen zu einem Thema, die Auseinandersetzungen mit ganz bestimmten Empfindungen, Wünschen und Inhalten sind in hohem Maße relevant. Die Gesprächspartner müssen folglich die gegenseitigen Standpunkte kennenlernen und diese Standpunkte miteinander austauschen (Schulz-von-Thun/Ruppel/Stratmann 2005, 81/82). In der Arbeit mit Patienten mit Beeinträchtigung im Krankenhaus kommt es hierbei auch darauf an, dass allen Beteiligten bewusst ist, wie sie diese Gesprächsprozesse verstehen und was sie tat-sächlich verstanden haben. Es muss hierbei somit eine zuhörensorientierte Kommunikation realisiert werden. Diese ist nicht daran ausgerichtet, dass die Kommunikationspartner einfach »nur so da sind«. Vielmehr geht es darum, immer auch wieder darzulegen, wer oder was Gegenstand des Gespräches, der Beratung und des therapeutischen Kontextes ist, um dann im Rahmen dieser Fokussierung (s. o.) wahrzunehmen, wie der andere Handlungspartner darauf reagiert bzw. wie er sich selber wertorientiert in diese Situation hineinbegibt und/oder sich hineinversetzt, bzw. (bei kognitiven Beeinträchtigungen) hineinversetzen kann. Wichtig ist vor allem *mit* der betroffenen Person zu reden und nicht über sie. Das geschieht jedoch oftmals, wenn eine Assistenz dabei ist. Vermehrt wird dann mit dieser und nicht mit dem Patienten kommuniziert. Natürlich kann das aus Unsicherheit geschehen. Hier sind beide Seiten aufgefordert, Vorurteile zu beseitigen und eine verständnisvolle Interaktion zu ermöglichen. D. h., wenn die Assistenz signalisiert, dass der Mensch mit Beeinträchtigung angesprochen werden soll, dann sollte darauf vertraut werden, dass dieser die Inhalte auch versteht und vielleicht nur an manchen Stellen eine Übersetzung der Assistenz benötigt – wenn überhaupt.
- Gespräche leiten und strukturieren: Wie schon im vorigen Absatz angedeutet, ist es bedeutsam, Gespräche immer einmal wieder zu strukturieren und das Heft des Handelns, möglicherweise auch hinsichtlich der Motivation und der Zielorientierung, in die Hand zu nehmen (vgl. Schulz-von-Thun/Ruppel/Stratmann 2005, 107/108). Das bedeutet nun nicht, sich zwanghaft an einem Gesprächsleitfadens zu orientieren – im Gegenteil: Es geht darum, mit dem anderen gemeinsam über Unklarheiten, Kränkungen, schwierige Beziehungsmuster, Irrwege im Verlauf

des Gespräches und seine Fokussierungen nachzudenken, darüber zu reden, um dann für den weiteren Gesprächsverlauf neue Orientierungen vorzunehmen – das alles im Rahmen eines recht eng begrenzten Zeitfensters in den Arbeitsabläufen in den Klinken. Auch kann (und sollte) hierbei eine professionelle Sichtweise im Hinblick auf Effizienz und Effektivität von Gesprächen hilfreich sein: »Gespräche kosten Zeit (kurzfristig), aber sie brauchen auch Zeit (langfristig), indem sie zu Verhaltensänderungen führen, Beziehungen stabilisieren, Mitarbeiter motivieren und Arbeitsziele klar definieren helfen. Je besser die Gesprächsführung, desto mehr gesparte Zeit.« (Schulz-von-Thun/Ruppel/Stratmann 2005, 108). Die nächsten Schritte werden somit transparent, verständlich für den Menschen mit Beeinträchtigungen und minimieren hierdurch herausfordernde Verhaltensweisen.

Damit diese Gespräche gut strukturiert und geleitet werden können, erscheint es dementsprechend sinnvoll, zu wissen,

- wie ein Gesprächseinstieg (gerade auch auf dem Hintergrund einer oft sehr verunsicherten Situation bei Menschen mit Beeinträchtigungen in Krankenhäusern) gestaltet werden kann – es ist zunächst zu klären, mit wem sie kommunizieren. Ebenso ist es wichtig zu verstehen, dass Menschen mit Beeinträchtigungen nicht immer einen anderen Gesprächseinstieg benötigen als Menschen ohne Beeinträchtigungen. Ein »Guten Tag« oder Handschütteln kann ebenso ein Einstieg sein, wie das Aufnehmen eines Blickkontaktes. Auch kann nachgefragt werden, wie die Person begrüßt werden möchte, wenn z. B. ersichtlich ist, dass die Handmotorik ein Händeschütteln ausschließt.
- wie die Motivation (zur Behandlung, zum Aufenthalt im Krankenhaus etc.) wechselseitig geklärt werden kann. Hier sind Kompromisse in der Grauzone dieser Thematik manchmal nicht zu vermeiden. Es gibt Menschen mit Beeinträchtigungen, die eben nicht ganz regulär im Krankenhaus bleiben können. Somit wäre eine stationäre Aufnahme für z. B. eine doch eher ambulante Untersuchung denkbar, jedoch mit einer Entlassung am selben Tag. Oder aber das Abweichen von Normen, wenn es z. B. um die Ernährung geht. Wenn Gummibärchen, trotz Adipositas und strikter Einteilung auf der Wohngruppe, beruhigen, sollten die Mitarbeitenden der Wohngruppe dieses für den Aufenthalt im Krankhaus zulassen – aber natürlich nicht völlig unkontrolliert.
- wie Beobachtungen und Ruhephasen in diesem Gespräch genutzt, gestaltet und auch evaluiert werden können.
- wie unterschiedliche Standpunkte (so z. B. zur Behandlungsplanung, zur Entlassung etc.) wahrgenommen und geklärt werden können. Hier besteht eine mögliche Problematik in der Sprache: Menschen mit Beeinträchtigungen leben häufig in stationären Wohnkontexten oder sog. Heimen. Ein Heim wird oftmals mit einem Pflege-Heim assoziiert. Die Wohnheime (besonderen Wohnformen) und/oder Personen, die nur ambulant versorgt werden (d.h. in einer eigenen Wohnung mit nur stundenweiser Assistenz) leben, erhalten eine pädagogische Assistenz. Diese Assistenten haben häufig keine Pflegeausbildung und dürfen in

einigen Bundesländern weder Medikamente stellen, noch Verbände wechseln, geschweige denn eine konkrete intensivere medizinische Pflege ausführen.
- wie Lösungsversuche, gerade auch in Krisensituationen (s. u.) implementiert werden können. Konkret: Kommunizieren! Im Vorfeld. Für die Transparenz. Vorab organisierte Krisenpläne verhindern einen totalen Kontrollverlust über die Situation. Es gilt zu klären, wer in solchen Momenten sofort helfen kann und wie – falls vorhanden – die gesetzliche Betreuung mit ins Boot zu holen ist.
- wie und wodurch diese Gespräche reflektiert werden können (möglicherweise in einem interdisziplinären Kontext zwischen Ärzten, Pflegkräften, Pädagoginnen und Patienten).
- wie diese Gespräche dokumentiert und evaluiert werden können (s. o.) (vgl. Schulz-von-Thun/Ruppel/Stratmann 2005, 112–122). Hierbei ist es auch wichtig, dass alle Beteiligten Zugang zu diesen Inhalten haben und die Inhalte auch an alle Beteiligten ständig aktualisiert weitergegeben werden.

Bedeutsam ist zudem die Metakommunikation im Team. Diese bezieht sich darauf, dass bei Gesprächen in Teams auch Gesprächssituationen als solche immer einmal wieder fokussiert und reflektiert werden müssen. Eine »regelmäßige Aussprache über die Qualität der Zusammenarbeit soll die Weiterentwicklung des Teams als Ganzes [...] fördern. Sie ermöglicht ein gemeinsames Lernen aus den Erfahrungen der alltäglichen Zusammenarbeit« (Schulz-von-Thun/Ruppel/Stratmann 2005, 123). Im Unterschied zu rein dialogischen Gesprächen zweier Partner geht es hier darum, alle Personen mit ihren Kommunikationsmöglichkeiten wahrzunehmen, so dass deren Motivation, deren Veränderungsmöglichkeiten, aber auch deren Unsicherheiten in diesen Gesprächen zum Thema gemacht werden (können) (s. o.). Das bedeutet dann auch, diese Gespräche gut zu planen, gut zu fokussieren und im letzten auch intensiv zu reflektieren – auch hierfür muss in den Krankenhäusern ein Zeitfenster vorgehalten werden. Gerade die interdisziplinären Konzile (an denen dann auch die Pflegekräfte, sowie der Soziale und Heilpädagogische Dienst teilnehmen) sind hierbei regelmäßig zu planen und zu realisieren.

Durch die bis hierin dargelegten Grundlagen zu kommunikativen Prozessen in Krankenhäusern ist deutlich geworden, dass rhetorische und gesprächsrhetorische Faktoren wichtig sind, um eine gelingende Kommunikationssituation zu schaffen. Rhetorik ist hierbei nicht manipulativ einzusetzen, sondern reflexiv und reflektiert, um mit dem anderen – aber auch mit der eigenen Person – kommunikative Situationen zu eröffnen, in denen zielorientiert und offen, emotionsorientiert und sachlich, gestaltet und frei kommuniziert werden kann. Dafür ist eine sorgfältige methodische Vorbereitung (und eine regelmäßige interdisziplinäre Evaluation) unabdingbar.

Bedeutsam ist zudem die Frage der eigenen Persönlichkeitsstruktur und damit die Frage der eigenen Ausrichtung in Bezug auf berufliches kommunikatives Handeln (vgl. Etrillard 2007, 25–38). Hinzu kommen weitere Aspekte, wie die der Körperorientierung bzw. der Körpersprache – dieses ist gerade auch in Gesprächen mit Menschen mit Beeinträchtigung wichtig, welche ggf. unterstützt kommunizieren, bzw. (auch) körperlich beeinträchtigt sind. Die Frage, wie sich die Handlungspartner im Raum begegnen, wie dieser Raum gemeinsam gestaltet wird oder werden kann, wie hierbei die Lagerung im Bett, bzw. die Pflegesituation bedeutsam ist, wie souverän oder wenig souverän derjenige, der in diesen Gesprächen als Profi in einer Klinik, agiert. All das sind Themen, welche methodologisch bedeutsam sind und welche im konkreten Kommunikationsverlauf immer wieder neu (und individuell) gestaltet werden müssen (vgl. Etrillard 2007, 39–66). Es Mensch aus dem Autismus-Spektrum z. B. kann im Raum auf- und abgehen, und trotzdem zuhören. Oder aber er sieht zuhörend aus, obwohl er sich mit anderen Dingen beschäftigt, wie z. B. die Beschaffenheit der Wand. Auch ist ein Augenkontakt auf der einen Seite nicht immer der Garant für das Zuhören, auf der anderen Seite kann der Gegenüber aber auch wertschätzend zuhören, wenn kein Augenkontakt besteht.

Noch ein weiterer Themenaspekt ist an dieser Stelle wesentlich: die geschlechtergerechte Kommunikation (vgl. Adam 2018, 42–51). Die Art und Weise, wie kommuniziert wird, ist immer auch davon beeinflusst bzw. wirkt immer auch darauf zurück, wie in einer »demokratischen Gesellschaft, die sich der Chancengleichheit verpflichtet weiß, Frauen und Männer sinnvoll miteinander kommunizieren und leben können« (Adam 2018, 42). Es wird somit in jedem Gespräch und in jeder Kommunikationssituation (gerade auch in professionellen kommunikativen Interaktionen) bedeutungsvoll sein, die Sichtweise von Männern und Frauen in diesen Kommunikationssituationen gleichermaßen wahrzunehmen. Dass es hierbei möglicherweise zu Unterschieden in den Motivlagen, in den körpersprachlichen Handlungsweisen, in den Verbalisationen und in vielem anderen mehr kommt, ist nahezu banal zu erwähnen – aber bedeutsam, um die jeweiligen individuellen Sinngebungen und Strukturmuster der Kommunikation zwischen Männern und Frauen und mit Männern und Frauen wahrzunehmen und professionell zu gestalten. Unter diesem Aspekt werden Menschen mit Beeinträchtigungen oftmals nicht mitgedacht.

Im Rahmen der Tätigkeiten in Kliniken ist diese Thematik besonders bedeutungsvoll, da sich die Aktivitäten der Pflege und (vielfach auch) des ärztlichen Personals als Handlungen wahrnehmen lassen, welche von Frauen ausgeübt werden – ohne hierbei jetzt konkreter auf die Rollen- und Machtverhältnisse in Krankenhäusern (so z. B. zwischen leitenden Ärzten und Pflegekräften, im Rahmen eines vielfach sehr deutlich ausgeprägten hierarchischen Arbeitssystems in Klinken etc.) eingehen zu können.

Dennoch: Empirische Untersuchungen haben darauf verwiesen, dass es tatsächlich nicht geringe Unterschiede im Sprachverhalten von Männern und Frauen gibt: Diese reichen von beziehungsorientierten Themen, die eher von Frauen, hin zu berichtsorientierten Themen, die eher von Männern bevorzugt werden. Des Weiteren wurde festgestellt, dass Frauen eher einem kooperativen-unterstützenden Gesprächsstil den Vorzug geben als Männer. Zudem tendieren Frauen eher zu einer vorsichtig formulierenden Ausdrucksweise. Frauen verhalten sich in solchen Gesprächen im Unterschied zu Männern eher zurückhaltend. Zudem setzen Frauen auch andere Schwerpunkte in Gesprächen als Männer, die eher wissensorientiert und weniger beziehungsorientiert agieren. Zudem scheinen Frauen eher lösungsorientiert unterwegs zu sein als Männer, welche eher darauf bedacht sind, einen eigenen Standpunkt ein- und durchzusetzen (vgl. Adam 2018, 47–49). Bei all dem muss aber in Rechnung gestellt werden, dass sich in diesen empirischen Befunden eventuell auch Geschlechterklischees eingeschlichen haben und sich darin spiegeln. Wobei diese aktuell, aufgrund der gesellschaftlichen Entwicklung, aber auch evtl. nicht mehr greifen können.

Hier muss angeführt werden, dass auch die Körpersprache von Männern und Frauen deutlichen Unterschieden unterliegt – diese sollen und müssen in der Wahrnehmung des jeweils anderen Handelnden, gerade auch in Situationen des Beobachtens und des gemeinsamen Hin- und Zuhörens, eine professionelle Beachtung finden. Wenn Männer mit Frauen bzw. Frauen mit Männern bestimmte Inhalte erörtern, ist somit das Geschlecht und der Aspekt des Gendermainstreaming genauso zu beachten wie die Rollenverteilung der jeweiligen Handlungspartner in diesen Kommunikationssystemen (vgl. Adam 2018, 49–51). In Bezug auf die Kommunikation mit Menschen mit Beeinträchtigungen ist dieses auch aus der Perspektive von möglichen Zuschreibungsprozessen relevant: Menschen mit Beeinträchtigung sind zuerst einmal Menschen mit einem ganz bestimmten Geschlecht, sind Mann oder Frau oder divers – erst in einem nächsten oder übernächsten (Wahrnehmungs- und/oder Diagnostikschritt) können sie als Personen mit einer Beeinträchtigung betrachtet werden. Der Kategorisierung von Menschen mit Beeinträchtigungen, aufgrund ihrer Beeinträchtigung, ist infolgedessen eine deutliche Absage zu erteilen.

Beispiele und Aufgaben

1. Denken Sie an den Tag zurück, an dem Sie das erste Mal in ein ärztliches oder ein Stationsteam gekommen sind: Wie war das für Sie? Haben Sie schon Beziehungen aufbauen können? Und wenn ja: wie? Wie lief das Teamgespräch ab (gab es einen Fokus?) Haben Frauen und Männer tatsächlich anders kommuniziert? Wenn ja: was war anders? – Wie haben Sie die Kommunikation mit den Patientinnen und Patienten erlebt?
2. Wenn Sie schon einmal mit Menschen mit Beeinträchtigungen gearbeitet haben: Wie haben Sie die in den kommunikativen Situationen wahrgenommen? Wie haben Sie sich selber hierbei wahrgenommen? – Welche Werte (in ihren professionellen Handlungen) waren ihnen hierbei wichtig? Konnten sie sich hierüber im Team oder in interdisziplinären Konzilen austauschen? Wie haben sie die Teamkolleginnen hierbei wahrgenommen?
3. Bilden Sie Fünfergruppen. Gestalten Sie gemeinsam »ihren« fiktiven Dienstplan für den Folgemonat (oder vielleicht als Alternative ihren Jahresurlaub).
   Halten Sie sich an die oben genannten Punkte:
   - Beziehungsaufbau
   - Fokussierung
   - Evokation
   - Planung.
4. Bilden Sie erneut Fünfergruppen. Gestalten Sie gemeinsam ein interdisziplinäres Konzil zu einem erkrankten Menschen mit Beeinträchtigung. Halten Sie sich auch hierbei an die oben genannten Punkte:
   - Beziehungsaufbau

- Fokussierung
- Evokation
- Planung.

Halten wir somit fest:
Bei kommunikativen Prozessen, bei denen es nicht zuletzt um Sinnentstehen und Sinnverstehen der Handlungspartner im Kontext von Erkrankung und Gesundung geht, sind immer auch professionell-reflexive Inhalte in den Handlungsfeldern der Kliniken zu realisieren. Hierbei müssen eben diese Komponenten methodisch reflektiert werden, um zu einer selbst- und fremdreflexiven Wahrnehmung der Kommunikationssituation(en) zu gelangen.

Auf diesem Hintergrund erfolgen nun kurze Hinweise zu möglichen Kommunikationsverläufen in unterschiedlichen Lebenssituationen bzw. zur Kommunikation im Berufsleben des Gesundheitswesens generell. Dieses erscheint notwendig, da Menschen mit Beeinträchtigungen in allen Altersstufen in Krankenhäusern behandelt werden.

> Was kann grundsätzlich zu möglichen Kommunikationsverläufen in unterschiedlichen Alters- und Lebenssituationen gesagt werden?

Der Mensch ist elementar auf Kommunikation verwiesen. Die ersten Kommunikationsmodi und -möglichkeiten, denen ein Mensch begegnet, sind Kommunikationsweisen, in denen der Körper im Mittelpunkt steht: Die Wahrnehmung des Säuglings im Blick der Mutter und umgekehrt die Wahrnehmung der Mutter durch den Säugling ist immer schon an kommunikative Prozesse gebunden – das bezieht sich nicht nur auf die Mutter, sondern auf alle Lebenspartner:innen des Säuglings und Kleinkindes gleichermaßen. Generell lässt sich also festhalten: »Kommunikation ist stets eine Praxis des Körpers« (Loenhoff 2017, 51). Diese Aussage kann u. a. durch die Forschungen aus dem Bereich des philosophischen Pragmatismus und der Leibphänomenologie in der Weise konkretisiert und beschrieben werden, dass es generell zu einer »Ko-Evolution von Handlung und symbolischer Beziehung« (Loenhoff 2017, 51) kommt. Das, was ein Mensch tut und welche Symbole er hierdurch ausdrückt und gestaltet, ist eine Kommunikation, die zugleich symbolorientiert und körperorientiert agiert. Der Körper als solcher ist somit symbolisch aufgeladen – die Kommunikation zwischen unterschiedlichen Personen wird somit auch über den Leib (d. h. also über den beseelten Körper) konkretisiert. Das bedeutet, dass dem Körper in allen Handlungen kommunikativer Prozesse eine wegweisende Bedeutung zukommt, welche dennoch nicht eindeutig festlegbar ist (vgl. Loenhoff 2017, 51/52): Menschen handeln miteinander zwar auf dem Hintergrund der gesellschaftlichen Funktionssysteme als mit diesen abgestimmt – gleichzeitig ist aber nicht eine Eindeutigkeit dieser kommunikativen Handlung körperorientiert festzustellen, so dass es immer zu Kontingenzen, d. h. zu Grenzerfahrungen kommen muss. Aber auch diese sind wiederum grundlegend für die kommunikativen Entwicklungsprozesse all der Personen, die an kommunikativen Prozessen teilhaben. Diesen Grenzerfahrungen kommt vor allem in konkreten Krisensituationen, welche wiederum vom Körper ausgehen, wie z. B. Erkrankungen, eine bedeutende Rolle zu: In den Momenten, in welchen der Körper als eingeschränkt oder einschränkend erlebt wird, in Situationen, in denen der Körper zum Objekt von Be-Handlungen wird, erfährt der (körperlich) Handelnde sich ggf. nicht mehr als (alleiniger) Urheber seines Tuns. Er (sein/ihr Körper) ist anderen Menschen evtl. ausgeliefert, am Körper wird gehandelt, was von der entsprechenden Person nicht (mehr) autonom kontrolliert werden kann. Dieses wird möglicherweise umso intensiver und wirkmächtiger erlebt, wenn es sich bei der betroffenen Person um einen Menschen mit einer körperlichen (oder mehrfachen) Beeinträchtigung handelt.

Kommunikation ist des Weiteren auch ein »multisensorischer Prozess« (Loenhoff 2017, 52). In ihm kommt es zum Zusammenwirken und zur Kooperation aller visueller, taktiler und auditiver Wahrnehmungen, zu welchen eine Person in der Lage ist. Die Auseinandersetzung mit Wahrnehmung, mit Aufmerksamkeit, mit wechselseitiger Orientierung und Fokussierung in allen Kommunikationsprozessen hat deshalb auch einen wichtigen körperlichen Aspekt. Die sinnliche Wahrnehmung des anderen und meiner Selbst in Kommunikationsprozessen ist hierbei besonders bedeutsam, geht diese doch auf die ersten Kommunikationserfahrungen in der frühesten Kindheit zurück und wird dort geprägt. Vom Menschen wird somit schon früh Orientierungswissen erworben. Auch die konkreten Gesten, die dort ihren Ausgang nehmen, so wie all die Metaphern und Symbole, welche im weiteren Lebensverlauf kommunikative Prozese (auch und vor allem körpersprachlich) prägen werden hierin und hierdurch schon grundgelegt (vgl. Loenhoff 2017, 52). Und gerade dieses ist für den Bereich der Tätigkeiten in Krankenhäusern relevant, wenn es sich bei den kommunizierenden Menschen um solche handelt, die möglicherweise chronisch erkrankt, beeinträchtigt oder durch intensive Schmerzzustände in ihrer körperlichen Kommunikation eingeschränkt erscheinen oder es tatsächlich sind.

Die körperliche Orientierung beeinflusst die Wahrnehmung des anderen infolgedessen wesentlich:

Wie und wodurch ich den Menschen wahrnehme, erfahre und erfasse: dieses realisiere ich an der Körperlichkeit, d. h. an der Oberfläche all dessen, was sich in den emotionalen und gefühlten bzw. physiologischen und neurologischen Tiefendimensionen dieses Menschen abspielt – und auch das ist wiederum grundgelegt in den ersten Kommunikationsverläufen zwischen Kind und Eltern und weiteren Bezugspersonen – dieses wird aber ggf. durch schon früh auftretende Beeinträchtigungen verändert oder irritiert, so dass es hierdurch tatsächlich zu Behinderungen in der Kommunikation, bzw. in den dann zu erlernenden Kommunikationsmodi kommen kann. So kann es z. B. durch kaltes und/oder warmes Wasser zu Schmerzempfinden kommen, welches so nicht erwartet oder vorhergesehen wurde. Oder in einem anderen Fall kommt es zu keinen Schmerzreaktionen bei eindeutig zu heißem Wasser. Auch kann ein Kind signalisieren, dass es keine ständige Nähe von den Elternteilen möchte, diese aber trotzdem liebt. Bei Kindern mit einer komplexen Beeinträchtigung ist die Basale Kommunikation ein wichtiger Bestandteil in der Interaktion. Auch in den Klinken kann diese Basale Kommunikation ausgeführt werden. Zumindest bei der Pflege kann durch wenige Handgriffe hierdurch eine gelungene Atmosphäre und/oder Sicherheit hergestellt werden.

Mehr noch: »Die Mobilisierung körperlicher Ressourcen bildet aber nicht nur die ermöglichende Bedingung der Handlungskoordination, vielmehr übernehmen Augenbewegung, Stimmlage, Berührung, Balancierung von räumlicher Nähe und Abstand auch regulative Funktionen für den Kommunikationsverlauf, sei es als Symbolisierung von Intimität und Distanz, sei es im Interesse der Modalisierung oder der Präzisierung der Bedeutung kommunikativer Äußerungen« (Loenhoff 2017, 52).

Diese Ausführungen von Loenhof machen noch einmal deutlich, wie und wodurch körperliche Ressourcen Handlungs- und Koodinations- sowie (ganz bedeutend): Kommunikationsorientierungen und -bemühungen thematisieren. All das geschieht nicht unbedingt immer bewusst, auch nicht unbedingt immer im einzelnen Kommunikationsbezug zwingend – ist aber stets gebunden an die grundlegenden Erfahrungsmechanismen, die uns Menschen gelehrt haben, wie wir Augen, Stimme, Berührung, das Ausbalancieren von Nähe und Distanz, die Art und Weise der Bedeutungsgenerierung durch körperliche Kommunikation und vieles andere mehr einsetzen.

Auch mit Bourdieu (vgl. Bourdieu 1987) kann nun im Weiteren behauptet werden, dass der Mensch ein ihm innewohnendes Wissen über die Art und Weise der körperlichen Kommunikation erwirbt, welches er immer wieder im Rahmen seiner lebenslaufentscheidenden und lebenslaufbedingenden Kommunikationsprozesse realisiert. Dieses bezieht sich vor allem auch auf die nichtsprachlichen Kommunikationsprozesse – und somit auf diejenigen Abläufe, welche die leibliche und »zwischenleibliche« (Loenhoff 2017, 51) Interaktionen und Kommunikationssituationen bei den Menschen hervorbringt, bzw. welche diese generieren – auf mögliche Bedeutungen bei Menschen mit körperlichen Beeinträchtigungen wurde bereits mehrfach verwiesen, so dass diese an dieser Stelle nicht weiter ausgeführt werden müssen.

Auf diesem Hintergrund kann Kommunikation immer als »gestisches Verstehen« (Brumlik 2014, 223) verstanden werden. Mit Tomasello (vgl. Tomasello 2009, 119 ff) kann zudem davon ausgegangen werden, dass hierbei das Wahrnehmungs- und Gesichtsfeld, also die optisch-gestische Kommunikation eine zentrale Rolle spielt: Die Art und Weise wie Wahrnehmung zwischen den Kommunikationspartnern geschieht, wie diese Wahrnehmung sich tatsächlich einprägt, ist bedeutsam für die Art und Weise, wie Kommunikation gestisch-mimisch und somit körperlich vollzogen werden kann. Dieses führt zu einem »sinnhaft-gestischen Weltverstehen« (Brumlik 2014, 223) und umfasst all das, was alle Symbole und Zeichen hervorbringend konstruiert, was körperliche Ausdrucksweisen entstehen lässt und fokussiert. Hierdurch wird alles das thematisiert und konkretisiert, was dann im konkreten Vollzug als Habitus, als Gesellschaft, als Sprache und als Handlung gelten kann (vgl. Brumlik 2014, 223). An dieser Stelle wird noch einmal die interdisziplinäre Bedeutsamkeit dieser Begründungen von Kommunikation – auch und gerade an den Schnittstellen unterschiedlicher beruflicher Handlungspraktiken in Kliniken – deutlich. Die reflektierte Wahrnehmung und Gestaltung einer nonverbalen

Kommunikation wird somit zum Dreh- und Angelpunkt aller Kommunikationsverläufe in menschlichen Interaktionen (vgl. Maurer 2016, 5–53).

Die Verknüpfung von körpersprachlicher Kommunikation und Emotionen (welche diesen kommunikativen Interakten immer zugrunde liegen, diese aber auch bedingen) stellt folglich eine weitere Variable zur Entwicklung der Kommunikationsverläufe dar (Remus 2016, 179 ff.). In diesen unterschiedlichen Kommunikationsverläufen im Lebensverlauf geht es somit darum, Emotionen als Basis und eben nicht als »Störvariable« (Remus 2016, 180) wahrzunehmen. Die Entwicklung eines emotionalen Selbstbewusstseins, in dem das lernende (und im konkreten Fall evtl. erkrankte und leidende) Individuum sich intensiv mit Subjektivität, Persönlichkeit und Emotionalität auseinandersetzt ist somit im hohen Maße bedeutsam (vgl. Remus 2016, 180). Die Wahrnehmung und Anerkennung der Gefühle des erkrankten Menschen mit Beeinträchtigung sind also zwei grundsätzliche, nicht zu verneinende Forderungen in Bezug auf die Kommunikation am Krankenbett. Diese (die Emotionen des Anderen) sind nun nicht als herausforderndes Verhalten, sondern als Herausforderungen an eine professionelle Kommunikation im Rahmen behandelnder und pflegender Prozesse zu verstehen.

Für mögliche Kommunikationsverläufe und Themen im Lebenslauf ist zudem die Täuschung in der Kommunikation bedeutungsvoll (vgl. Thummes 2013): Auch wenn der Körper nicht lügen kann (s. o.), ist nicht zu leugnen, dass Menschen immer wieder einmal in Kommunikationsprozessen die Unwahrheit sagen, dass sie Dinge geheim halten, dass sie betrügen, dass sie zwischen Fakten und Fiktionen hin und her wandern und somit eine kommunikative Landschaft entstehen lassen, die eben als nicht-authentisch gekennzeichnet werden kann – gerade auch in krisenhaften Situationen, um sich möglicherweise vor noch mehr Unsicherheit und Schmerzen zu schützen. Täuschungen müssen somit auch auf dem Hintergrund der ihnen zugrunde liegenden und gelegten Emotionen und ihren Konkretisierungen in den jeweiligen Behandlungs- und Pflegesituationen in den Blick genommen werden. Diese Realisationen von Täuschungen vollziehen sich in unterschiedlichen Lebens- und Krisensituationen höchst unterschiedlich, so dass die Entstehung von Täuschungen bei erkrankten Kindern und diejenige bei erwachsenen und alten Menschen sehr unterschiedlich gestaltet sind. Eine (professionelle) ärztliche und pflegende Bewertung hätte hierbei somit immer auch situations- und personenadäquat zu erfolgen (vgl. Thummes 2013, 25).

Des Weiteren können hierzu nun auch einige weitere, eher grundsätzlich methodische, Themen zur Kommunikation in den Feldern des Gesundheitswesens benannt werden:

Zum ersten ist hierbei das *Kommunikationsmanagement* zu nennen (vgl. Merten 2013): In allen Arbeitsfeldern einer Klinik besteht die Aufgabe dabei darin, ganz bestimmte strategische Konzepte zu entwickeln, damit Kommunikation gelingen kann. Die Art und Weise, wie sie kontrolliert werden kann und wie sie dazu beiträgt, ein effektives und effizientes Kommunikationssystem in einem Krankenhaus zu entwickeln, ist hierbei auch immer wieder einmal von der professionellen Gestaltung dieser Kommunikation abhängig (vgl. Merten 2013, 11–120). Auch gilt es zu bedenken, ob die – zum Teil – starren Kommunikationsstrukturen für die Behandlung von Menschen mit Beeinträchtigungen nicht besser individuell angepasst werden sollten. Menschen mit Beeinträchtigungen sollten im Kommunikationsmanagement immer mitgedacht werden, da für diese z. T. andere Prozessbeschreibungen notwendig sind.

Kommunikationswissenschaft stellt sich vor diesem Hintergrund als »*Integrationsdisziplin*« dar (vgl. Karmasin/Rath/Thomasz 2014, 9–18). Alle Ebenen und Handlungsbereiche in einer Klinik (seien es jetzt historische, politische, wirkungsgeschichtliche, konzeptuelle oder pragmatische) werden dabei in den Blick genommen und unter einer vereinheitlichenden analytischen Perspektive der Kommunikationswissenschaft betrachtet. Dieses muss noch viel intensiver auf die Ausgestaltung körperlicher Kommunikation und nonverbaler (auch geschlechtsspezifischer) Prozesse ausgerichtet sein, da diese – wie bislang schon beschrieben – individuell geprägt weit in die kommunikativen Prozesse der jeweiligen Klinik hineinreichen.

Deutlich wird an dieser Stelle zudem, dass auf allen Handlungsfeldern des Gesundheitswesens kommunikative Themenbereiche konzeptuell eingebunden und analytisch reflektiert werden müssen. Wo immer es um interne Handlungsprozesse eines Krankenhauses geht, muss immer auch der Bezug auf interne Organisationskommunikationsprozesse genommen werden. Die interne Organisationskommunikation einer Klinik rückt somit in den Fokus einer analytischen Betrachtung aller Handlungsprozesse, so dass diese im Bereich des Gesundheitswesens professionalisiert(er) gestaltbar werden müssen (vgl. Nowak/Roither 2016, 9–18). Wie und wodurch nun körpersprachliche und organisationsstrukturelle Prozesse (wie z. B. Aufbau- und Ablaufprozesse, Prozesse der strukturellen Gewalt o. ä.) in Krankenhäusern Kommunikation präformieren: all das muss in einer analytischen Betrachtung auch derjenigen kommunikativen Anteile gestellt werden, welche scheinbar am Rande gelebt oder kaum einmal bemerkt werden, nämlich diejenigen einer körpersprachlichen Kommunikation, welche sich zurücknimmt oder sich (aufgrund einer möglichen Beeinträchtigung) zurücknehmen muss. Kommunikation ist infolgedessen auch ein bedeutsames Thema für Führungs- und Leitungskräfte in Kliniken – dieses kann an dieser Stelle aber nicht weiter ausgeführt werden (vgl. hierzu ausführlich: Alter 2018; Rossmann/Hastal 2019; Freitag 2016; Lobinger 2019; Kautt 2019).

Beispiele und Aufgaben

1. Sie haben eine gute Idee zum weiteren Behandlungsverlauf einer Patientin und teilen diese Ihrem Vorgesetzten (Stationsarzt, Stationsleitung etc.) mit. Ihr Vorgesetzter hat jedoch einen ihnen völlig diametralen Vorschlag zur Behandlung. Wie argumentiert ihr Vorgesetzter? Wie argumentieren Sie?
2. In Kliniken gibt es unterschiedliche Kulturen. In der einen Klinik wird der kleine Dienstweg eingehalten, in einer anderen muss jeder kleinste Schritt erst durch den Vorgesetzten abgesegnet werden.
Welcher Weg scheint ihnen sinnvoller? Was ist effektiver? Welche Muster könnten hinter den Strukturen stecken? Wie kann die Kommunikation ablau-

fen? Haben Sie schon einmal solche Erfahrungen gemacht? Tauschen Sie sich hierzu aus.
3. An welche ersten Kommunikationserfahrungen in ihrem Leben erinnern Sie sich? Was haben Sie hierbei erlebt? Können Sie sich noch an Ihre Gefühle hierbei erinnern?
4. Wie und mit wem haben Sie in Ihrer Kindheit und Jugend kommuniziert? Wie sind sie hierbei von den Kommunikationspartnern möglicherweise wahrgenommen worden? Wann und wodurch haben Sie diese Kommunikationserfahrungen positiv, wann negativ erlebt? Worin lag dieses jeweils evtl. begründet?
5. In welchen Situationen erleben Sie ein Missverstehen des Kommunikationspartners? Stellen Sie Unterschiede in diesen Prozessen des Missverstehens in Bezug auf Ihr Privatleben und auf Ihre Berufsrolle fest? Worin könnten dieses jeweils evtl. begründet sein? Und: Haben sich diese Erfahrungen im Verlauf Ihres Berufsweges verändert? Wenn ja: worin könnte das begründet sein?
6. Wenn Sie Ihre Kommunikationsweise zusammenfassen würden: was sind Sie für ein Kommunikationspartner? Oder: Welchen Habitus haben und leben Sie hierbei?
7. Wie könnten Sie die folgenden Themen in der beruflichen Kommunikation nutzen:
   - Beziehungsaufbau
   - Fokussierung
   - Evokation
   - Planung.
8. Konkret und weiterführend hierzu:
   - Wie fühlen Sie sich im Aufbau einer Beziehung? Wie fühlt sich möglicherweise Ihr erkrankter Kommunikationspartner mit Beeinträchtigung?
   - Welche Gefühle lösen diese Prozesse bei Ihnen und beim erkrankten Kommunikationspartner gegebenenfalls aus?
   - Welche Ziele verfolgen Sie in diesem Gespräch? Welche Ihr erkrankter Kommunikationspartner? Also:
   - Warum agiert der Andere in diesem Gespräch?
   - Wodurch agiert der Andere in diesem Gespräch?
   - Wird dieses jeweils von Ihnen verstanden? Wenn ja: Welche Konsequenzen ziehen sie jeweils hieraus?
   - Warum realisieren Sie ganz bestimmte Themenbereiche in diesen Gesprächen? Weil Ihre Rolle als Ärztin oder als Pflegefachkraft es verlangt? Weil es sie als Menschen interessiert? Weil Sie sich kompetent oder vielleicht aber auch hilflos fühlen?
   - Wodurch agieren Sie diese Themenbereiche konkret aus?
   - Was ist möglicherweise die wechselseitige Motivation für dieses Gespräch?
   - Oder gibt es eine einseitige (vielleicht medizinisch verordnete) Motivation für dieses Gespräch?
   - Wie und wodurch schätzen sie sich gegenseitig Wert? Und: (wie) erlebt der erkrankte Mensch mit Beeinträchtigung diese Wertschätzung?
   - Durch welche Möglichkeiten kommen sie und der Mensch mit Beeinträchtigung an ihre Grenzen? In welchen Kommunikationssituationen, zu wel-

chen Themen erleben Sie diese Erfahrung der Begrenzung häufiger und/oder intensiver?
- Wie gestalten sie hierbei diese Grenzen in der konkreten Gesprächssituation? (wie) gelingt es Ihnen diese Grenzen zu überschreiten?
- Wie ist es möglich, in dieser Kommunikationssituation die Wertvorstellungen des Gesprächspartners zu erkunden, ohne ihn hierbei in eine ganz bestimmte Richtung zu lenken/zu manipulieren? Welche Bedeutung hat dieses ggf. für die Compliance des jeweiligen Patienten mit Beeinträchtigung?
- Welche konkreten Themen sind in diesem Gespräch (bei Ihnen und Ihrem Kommunikationspartner) bedeutungsvoll? Hierzu: Was möchte der Gesprächspartner möglicherweise weiterhin und/oder aussagen? Was möchte er im Rahmen seiner Erkrankung verändern? Welche neuen Lebenswege und/oder -themen sind für ihn, in der Behandlung und möglicherweise nach der Gesundung, wichtig?
- Wodurch erlebt oder bemerkt Ihr Kommunikationspartner Ihr Interesse (für ihn, in diesem Gespräch)?

9. Wie gestalten Sie einen Gesprächseinstieg in beruflichen interdisziplinären Gesprächen/Konzilen? Wie in privaten?
Gibt es hierbei bedeutsame Unterschiede? Und: Wodurch könnten diese entstehen? Worin könnten sie begründet sein?
10. Wie und wodurch klären Sie die wechselseitigen Motivationen in den jeweiligen Gesprächen?
Gibt es Unterschiede in den beruflichen und privaten Gesprächen? Worin könnten sie begründet sein?
11. Wie nutzen Sie Ihre Beobachtungen und Ruhephasen in den unterschiedlichen (beruflichen und privaten) Gesprächen
12. Wie und wodurch klären Sie unterschiedliche Standpunkte in diesen Gesprächen?
13. Wenn dieses in dem jeweiligen Gespräch bedeutsam sein sollte: Wie implementieren Sie Lösungsversuche? Wie und wodurch evaluieren diese jeweils
14. Wie reflektieren Sie diese Gespräche jeweils? Auch hierzu: Gibt es Unterschiede in den beruflichen und privaten Gesprächen? Worin könnten sie begründet sein?
15. Nehmen Sie Unterschiede in der Kommunikation zwischen Männern und Frauen wahr? In welchen konkreten Gesprächssituationen treten diese möglicherweise recht deutlich zutage? Was könnten die Begründungen hierzu sein?
16. Wie nehmen Sie die Körpersprache von Männern und Frauen in Gesprächen wahr? Was beobachten Sie evtl. als erstes? Was fällt Ihnen evtl. erst nach einer gewissen Zeit auf? Worin mag dieses jeweils begründet sein?
17. Wie hat sich Ihr Kommunikationsverhalten in den unterschiedlichen Lebensphasen verändert
18. Was stört Sie in Gesprächen? Eher die Mimik des Anderen? Oder die Gestik? Oder bestimmte Arten der verbalen Kommunikation? – Worauf führen Sie dieses jeweils zurück?
19. Wie bearbeiten Sie diese Störungen?

20. Was verstehen Sie in Gesprächen mit Menschen mit Beeinträchtigungen eher nicht? Worin kann das jeweils begründet liegen? Wie und wodurch versuchen Sie dann einen (neuen) Verstehens- und Verständigungsprozess zu gestalten?
21. Gibt es in der Klinik, in der Sie tätig sind, ein Kommunikationsmanagement? Wenn ja: an welchen Stellen ist es hilfreich? An welchen eher nicht?
22. Wie und wodurch nehmen Sie die nonverbale Kommunikation bei einem Menschen mit Beeinträchtigung wahr? – Machen Sie hierbei gegebenenfalls Unterschiede, je nach der Ausprägung der konkreten Beeinträchtigung?
23. Worauf achten Sie bei der nonverbalen Kommunikation möglicherweise zuerst? Was/welche Kommunikationsformt erscheint Ihnen nicht so wichtig zu sein?
24. Wie und wodurch deuten Sie die nonverbale Kommunikation, wenn diese möglicherweise mehrere Deutungsmöglichkeiten zulässt?

In einem nächsten Schritt werden kurz einige theoretische Grundlagen zur Kommunikation skizziert. Diese sind grundlegend inter- und transdisziplinär angelegt und ausgerichtet: Neben biologischen und neurologischen Hinweisen werden auch erkenntnistheoretische und kommunikationspsychologische, sowie konzeptionelle und methodologische Hinweise folgen, um zu verstehen in welchem Rahmen Kommunikation mit Menschen mit Beeinträchtigungen im Krankenhaus grundsätzlich verortet werden kann und muss.

Ein erstes: Worin liegen somit die biologischen und neurologischen Grundlagen der menschlichen Kommunikation? Und was kann sich ereignen, wenn diese beeinträchtigt sind?

Schon in den ersten neurologischen Forschungen zur Entstehung der Sprache am Ende des 19. Jahrhunderts stellte der französische Neurologie Broca fest, dass (wie man inzwischen weiß, ist das bei 90% aller Menschen der Fall) in der linken Großhirnrinde eine ganz bestimmte Zellstruktur aufzuweisen ist, welche als motorisches Sprachzentrum gekennzeichnet werden kann. Dieses Sprachzentrum wird seither als Broca-Sprachzentrum bezeichnet (vgl. Hülshoff 2005, 270). Parallel hierzu fand einige Jahre später der deutsche Neurologe Wernicke ein sensorisches Sprachzentrum. »Dessen Aufgabe schien vornehmlich darin zu bestehen, die semantische Bedeutung von Wörtern zu erkennen und sinnvoll zu nutzen« (Hülshoff 2005, 270). Aufgrund der in den letzten Jahrzehnten rasant verbesserten Möglichkeiten in bildgebenden Verfahren entwickelte der Neurolinguist Gschwind ein Sprachverarbeitungsmodell. Dieses soll anhand des folgenden Zitates ein wenig konkreter beschrieben werden:

> »Nach diesen Vorstellungen wird beispielsweise beim Lesen eines geschriebenen Wortes zunächst die visuelle Hirnrinde (…) aktiviert, die das zu Lesende erkennt. Diese Informationen werden dann zum Gyrus angularis weitergeleitet, einer Region, die sich insbesondere mit räumlichen bzw. Symbolerkennung befasst. … Im Wernicke-Areal werden die zunächst noch aus der visuellen Vorstellungswelt stammenden Bedeutungsinhalte in auditorisch-phonologische Wortbilder umgewandelt, erkannt, entweder gespeichert oder mit bereits gespeicherten Gedächtnisinhalten verglichen. Nun gelangen sie über eine Verbindung, die als ›Faszikulus arkuatis‹ bezeichnet wird, zum Broca-Areal … Über das Broca-Areal geht die Information zur Bildung des zu sprechenden Wortes zum motorischen Kortex, der wiederum die Artikulationsorgane (u. a. den Kehlkopf) steuert und uns das Wort aussprechen

lässt. Analog liegen die Dinge nach diesem Modell, wenn beispielsweise ein gehörtes Wort nachgesprochen werden soll. Allerdings muss hier nicht mehr vom visuellen Erfahrungsmodi auf auditorische Modi umgeschaltet werden« (Hülshoff 2005, 271/272).

Auf dem Hintergrund aktueller neurologischer Forschungen wurde dieses Modell jedoch weiter differenziert, so dass diese scheinbare Allgemeingültigkeit, wie sie gerade benannt worden ist, so nicht mehr unbedingt gegeben zu sein scheint. Es zeigte sich vielmehr, dass das Broca-Zentrum auch an dem Erkennen von Verben beteiligt ist, also von Wörtern, welche vor allem auch Handlungsprozessen zugeschrieben werden können und diese codieren. Das Wernicke-Zentrum wiederum codiert Objekte, also Hauptwörter und steht somit eng in Verbindung mit auditiven und visuellen Zentren, die vor allem der Objekterkennung dienlich sind (vgl. Hülshoff 2005, 272).

Vor dem Hintergrund dieser ersten erforschten und grundlegenden neurologischen Prozesse zur Entstehung der Sprache (welche an dieser Stelle nur sehr kurz skizziert werden können) hat die Neurologie weitere Grundlagen ausgearbeitet, über welche dann im weiteren (Forschungs-)Verlauf die menschliche Kommunikation differenziert werden konnte: Zentral hierbei waren und sind die Forschungen zu den Spiegelneuronen als Grundlage menschlicher Kommunikation. Diese werden unter anderem von Zaboura (2009) als das »empathische Gehirn« gekennzeichnet. An dieser Stelle kann nicht näher auf das komplexe Thema der Spiegelneuronen eingegangen werden (dieses ist in dem Buch von Zabura sehr gut nachzulesen; vgl. Zaboura 2009, 54 ff). Es wird hier vor allem darum gehen zu erläutern, was diese Spiegelneurone konkret dazu beitragen, dass Kommunikation stattfinden, dass sie sich ereignen kann.

Grundsätzlich kann davon ausgegangen werden, dass »die Handlung des Anderen durch den Beobachtenden nach innen genommen und dort ... simuliert wird: so wird die Bewegung des Gegenübers auf körperliche Art und Weise empathisch nachvollzogen und gleichsam – ohne Zwischenschaltung und Vermittlung des Bewusstseins, ohne Reflektion und Attribution – somatisch ›verstanden‹. Aufgrund dieser Fähigkeit, eine innere Imitation des Beobachtenden zu projizieren, benannte man diese Nervenzellen als ... Spiegelneurone« (Zaboura 2009, 60).

Von dieser neurologischen Grundlage ausgehend kann weiterhin festgestellt werden, dass die kortikalen Areale für eine visuelle Wahrnehmung sowie diejenigen für die motorische Ausführung eben nicht (wie das einige Jahrzehnte wahrgenommen und behauptet wurde) strikt voneinander getrennt sind. Es muss vielmehr eine holistische (in diesem Sinne umfassende) Perspektive eingenommen werden, welche davon ausgeht, dass »das Entladen exakt derselben Neuronen sowohl bei der Beobachtung als auch bei der eigentlichen, eigenen Ausführung ein präzises Anpassen bzw. das Abgleichen visueller Stimuli mit dem motorischen Repertoire auf der Ebene singulärer Zellen (bedeutet)« (Zaboura 2009, 61). Hierdurch gleichen die Handelnden ihre jeweiligen Handlungsgeschehnisse und ihr jeweiliges Handlungsrepertoire – in einem ersten Schritt vielfach sicherlich unbewusst – miteinander ab. Hierdurch wird den sich wechselseitig beobachtenden Menschen ein »symmetrisches Miterleben« (Zaboura 2009, 61) möglich. Eine gegenseitige, auf neurologischer und neurophysiologischer sich zuerst ereignende und dann durch den Körper nach außen kommunizierte Bewegung, findet also bei beiden, bzw. allen, Handelnden und Kommunizierenden statt. Schon auf dieser Ebene ereignet sich Resonanz (vgl. Rosa 2019, 246 ff) und Intersubjektivität – welche im professionellen Kontext der (auf das Zuhören gründenden) Gesprächsführung weiter ausgestaltet und genutzt werden kann.

Es wird somit deutlich, dass die Gehirnareale miteinander kooperieren, so dass eine Kooperation und Kommunikation der handelnden Personen möglich, deutlich und wahrnehmbar wird. Sowohl die Motive als auch die Handlungsansätze der jeweiligen Kommunikations- und Kooperationspartner werden an dieser Stelle wechselseitig bedeutsam und mit Bedeutung gefüllt (vgl. Zaboura, 2009, 62). So finden sich schon auf dem Gebiet der Neurologie jene Grundlagen, die aus den Bereichen der Philosophie und Anthropologie (vgl. hierbei Zabouras Dialogphilosophie), der Soziologie (vgl. hierzu Rosas Ansätze zur Resonanztheorie) und der Psychologie und Beziehungswissenschaft (vgl. hierzu die später noch zu skizzierenden Kommunikationsthemen nach Watzlawick und Schulz-von-Thun) weiter entfaltet werden. Kommunikation ist schon auf dieser neurologischen Grundlage als grundsätzlich interdisziplinär zu kennzeichnen.

Die Verbindungen zwischen neurologischen Ereignissen und sprachwissenschaftlichen Phänomenen, so in der Wahrnehmung der Sprache, der Dekodierung der Sprache, der Rezeption der Sprache und der Abstimmungsprozesse zwischen den hierdurch agierenden Personen, ist dementsprechend deutlich differenzierter und umfassender, als dieses möglicherweise bis vor wenigen Jahren noch angenommen worden ist. Und die fortschreitende Forschung in Bezug auf die Sprachzentren, sowohl hinsichtlich der motorischen als auch sensorischen, aber auch der durch die Spiegelneurone gekennzeichneten Hintergründe, zwingt immer wieder zum anpassenden Umdenken. Das gilt auch für diese ersten Hinweise, die, indem auf sie Bezug genommen wird, gleichzeitig laufend aktualisiert werden müssen.

Bedeutsam ist für unseren Zusammenhang, dass die Grundlagen der Kommunikation auch und gerade auf dem Hintergrund der neurologischen Verfasstheiten und Differenziertheit des Wesens, welches sich als homo sapiens kennzeichnet und bezeichnet, immer wieder neu in den Fokus genommen werden müssen. Man kann neurologisch somit tatsächlich von einer »holistischen Einbettung« (Zaboura 2009, 70) (s. o.) reden: Auf dem Hintergrund neurologischer Forschungen kann somit festgehalten werden, dass es einen neuronalen Kreislauf gibt, in welchem sowohl die Handlungen als auch unterschiedliche kortikale Bereiche eingebunden sind: so z. B. der frontale Kortex, aber auch der temporale Kortex, wobei all diese Ebenen unterschiedliche Spiegelneurone umfassen und somit wechselseitig miteinander verbunden sind (vgl. Zaboura 2009, 72).

Die Entstehung der Resonanzphänomene, sowohl seins- als auch stammesgeschichtlich, kann somit auch auf die neuronale Entwicklung dieser Spiegelneurone zurückgeführt werden. Auch wenn in jüngster Zeit hierzu immer wieder einmal Kritik und Zweifel geübt wurden (vgl. Hickok 2015).

Schon auf dieser argumentativen Ebene ist es notwendig, darauf zu verweisen, dass das genaue Hinschauen, das Hinsehen, und dem Anderen signalisieren, das genau dieses geschieht, nämlich das man hinschaut und die Spiegelneurone dazu triggern, Ähnliches zu tun: Beobachten und Hinschauen können somit beim Anderen genau dieses anregen, nämlich Beobachten und Hinsehen – ohne dass dieses zu einer Verflachung oder gar einem Abstumpfen der Kommunikation führt. Im Gegenteil: die jeweils Handelnden entwickeln hierbei Resonanzspuren, welche in der konkreten Wahrnehmung mikrologisch bedeutsamer Handlungen, also kleiner und kleinster Wirkmechanismen des jeweils anderen, wahrgenommen und bedeutsam werden. Das Hören auf den Anderen, das Sehen, was der andere möglicherweise sieht etc., spiegelt sich im Hören und Sehen des Anderen wider, so dass das Beobachten und das Hinschauen zu mindestens genauso relevanten Aktionen in der Kommunikation werden, wie das miteinander Reden

Bei Menschen mit Beeinträchtigungen können diese kommunikativen Fähigkeiten und Fähigkeitsbereiche verändert sein, so dass es ggf. zu einer Behinderung in der Kommunikation kommen kann:

- die Wahrnehmung des anderen kann durch eine Seh- oder Hörbeeinträchtigung eingeschränkt sein,
- die Wahrnehmungsverarbeitung kann durch beeinträchtigte neuronale Prozesse verändert sein (so z. B. bei einer Autismus-Spektrum-Störung),
- die Codierung der kommunikativen Signale des Anderen (in diesem Fall der behandelnden oder pflegenden Tätigen in Krankenhäusern) kann durch eine kognitive oder Lernbeeinträchtigung eingeschränkt sein,
- die körperliche Beeinträchtigung hindert den betroffenen Menschen daran, dass, was er verstanden hat körpersprachlich widerzugeben und/oder zu unterstützen,
- die sprachliche Beeinträchtigung hindert den betroffenen Menschen daran, dass, was er verstanden hat verbalsprachlich widerzugeben,
- oder die Kommunikation bewusst behindert wird, um nicht kommunizieren zu müssen,
- u.v.a.m.

Beispiele und Aufgaben

1. Aktives Zuhören fällt uns aufgrund der entstehenden Stille oftmals schwer. Bilden Sie interdisziplinäre Teams mit drei Personen. Zwei Personen tauschen sich über ihr Wochenende oder zu einem besonderen Erlebnis aus. Achten Sie dabei auf ausreichend viele Pausen. Ab wann wird die Stille unangenehm? Ab wann fühlen Sie sich unwohl und ab wann hatten Sie das Gefühl, dass sich Ihr Gegenüber unwohl fühlt? Machen Sie sich einen Vermerk an diesem Punkt (Uhrzeit, Thema, etc.). Die dritte Person soll das Team beobachten und aufschreiben, was sie beobachtet hat (Körperhaltung, Bewegungen, Mimik, etc.). Tauschen Sie sich aus. Rotieren Sie sie mehrfach. Beachten Sie hierbei die Anmerkungen der anderen und verändern Ihre Kommunikation oder behalten Sie diese bei.
2. Bei Menschen aus dem Autismus Spektrum kann es vorkommen, dass die Mimik und die Gestik nicht übereinstimmen. Auch können Äußerungen manchmal zu wörtlich genommen werden. Sprichworte und/oder Ironie werden gelegentlich nicht- oder missverstanden. Hier ist besonders darauf zu achten, den Rahmen klar

zu beschreiben und auch auf einen ggf. ironischen Kommentar hinzuweisen, um Verwirrung zu vermeiden.

Bei komplexeren Ausprägungen mit kognitiver Beeinträchtigung kann es auch vorkommen, dass Menschen eine eigene Sprache entwickeln, wie z. B. »Der gelbe Luftballon« kann personbezogen sein und die Farbe als warme Farbe auf Sympathie verweisen. Wohingegen der »blaue Luftballon« eher unsympathisch wirkt.

Bei Menschen mit Fötalen Alkoholsyndrom Störungen (FASD) kann es zu abweichenden Schmerzreaktionen kommen oder aber auch zu einer paradoxen Reaktion auf Narkose- und/oder Schmerzmittel (wirkt nicht oder nicht in dem beabsichtigten Masse).

Nach diesen ersten kurzen Hinweisen aus der Neurologie sollen nun erkenntnistheoretische Begründungen zur Kommunikation folgen. Diese nehmen als Bezugspunkte Ansätze der Systemtheorie bzw. des Konstruktivismus:

Die Wahrnehmung meiner Selbst bzw. die Wahrnehmung des Anderen entsteht immer an den Schnittstellen unterschiedlicher systemischer Vollzüge. Das ereignet sich schon auf kleinster Ebene (wie gerade in Bezug auf die Neurologie skizziert worden ist) zwischen unterschiedlichen Zellen und Gehirnarealen, bezieht sich dann auf die Person, welche wiederum in Kommunikation mit anderen Personen gerät und gelangt somit über unterschiedlichste Systemgrenzen und Schnittstellen in eine Kommunikation der Systeme in Bezug auf die Gesellschaft. Die jeweilige Kommunikation und Wahrnehmung ist allerdings immer auf dem Hintergrund subjektiver Konstruktionsprozesse des Einzelnen zu verstehen, so dass sowohl die Konstruktion dessen, was wir wahrnehmen, als auch die jeweilige Kommunikation mit anderen als systemisch-konstruktivistisch bzw. konstruktivistisch-systemisch eingeordnet und verstanden werden. Was bedeutet dieses jetzt allerdings konkret?

Mit Greving/Ondracek können hierzu folgende Grundannahmen zum Konstruktivismus benannt werden (vgl. Greving/Ondracek 2020, 67–81):

Etymologisch betrachtet fließen in die Bezeichnung Konstruktivismus bzw. konstruktivistisch (u. a.) folgende Bedeutungen ein:

- Konstruktion: Entwurf, Plan; Denkgebäude, Vorstellungskomplex; etwas Erfundenes oder Ausgedachtes; weit her geholter, wenig sinnvoller Zusammenhang;
- Konstrukt: Denkmodell, gedankliche Hilfskonstruktion;
- konstruieren: entwerfen, planen; sich etwas theoretisch überlegen, sich etwas ausdenken; mühsam künstliche und komplizierte Zusammenhänge herstellen.

Die Bezeichnung »Konstruktivismus« wird auf diesem argumentativen Hintergrund folglich als Sammelbegriff für unterschiedliche erkenntnistheoretische Konzepte verwendet, welche davon ausgehen, dass Menschen mit ihren Wahrnehmungen nicht einfach eine objektiv existierende Welt »abbilden« können, sondern diese erst subjektiv (auf der Basis ihrer persönlichen Erfahrungen und Wahrnehmungsweisen – aber auch ggf. ihrer Beeinträchtigungen (s. o.)) »konstruieren«.

Die Wahrnehmung spiegelt folglich nicht einfach die äußere Welt, sondern stellt einen (höchst autonomen) Prozess dar, in welchem Informationen zu einer selbst erzeugten Erfahrungswirklichkeit des Beobachters verarbeitet, ja gleichsam geschaffen, werden. Konstruktivismus fragt, wie man Wissen über die Welt erlangt, und geht davon aus, dass es keine Objektivität an sich gibt: Kein Mensch kann ausschließen, dass es neben seinem eigenen Erfahrungs- und Erkenntnisweg nicht noch andere Wege geben könnte.

Obwohl unsere Wahrnehmung nur ein Konstrukt subjektiver Wirklichkeit herstellt, ist es erstaunlich, wie viele Gegenstände und Bilder mit denen anderer Menschen scheinbar übereinstimmen und von diesen auch so bestätigt werden. Demnach lassen sich der Austausch von Erfahrungen und die intersubjektive Wiederholung von Erlebnissen als Grundlage der Entstehung einer kommunikativ erarbeiteten »objektiven« Wirklichkeit betrachten. Folglich werden im Sinne des Konstruktivismus solche Meinungen und Vorstellungen als »objektiv« bezeichnet, die von möglichst vielen Subjekten bzw. lebenden Systemen – und Personen, auch wenn dieses nicht unbedingt ein Begriff der Konstruktivismus ist – geteilt werden. Auf dem Hintergrund von Erkrankungen, bzw. im Erleben derselben kann und muss dieses jedoch problematisiert werden: wie ein Schmerz, wie eine Krise, wie eine Veränderung der eigenen Körperlichkeit wahrgenommen wird ist immer ein hochindividuelles Geschehen und an der Wahrnehmung, der Verarbeitung und der Geschichte des einzelnen Erkrankten gebunden. Im Rahmen der medizinischen Behandlung ist somit einer hohen Vergleichbarkeit der Krankheitsverläufe Abstand zu nehmen – erst recht, wenn es sich bei den erkrankten Personen um Menschen mit Beeinträchtigung handelt.

Aus philosophischer Sicht ist der Konstruktivismus keine Lehre des Seins (also keine Ontologie), sondern eine Epistemologie, d.h. eine Form der Erkenntnistheorie, welche Möglichkeiten und Grenzen menschlicher Erkenntnisse und Reflexionsprozesse zu bestimmen versucht. Die erkenntnistheoretischen Fragen hierbei können auch als anthropologische und ethische Fragen bestimmt werden: »›Was können wir wissen?‹ ist nicht zu trennen von ›Wer sind wir?‹ und ›Wie sollen wir handeln?‹« (Siebert 2005a, 7).

Im Kontext der z.T. sehr unterschiedlichen Begründungen der konstruktivistischen Sichtweisen haben sich im Laufe der letzten 100 Jahre differenzierte Formen konstruktivistischer Erkenntnisse entwickelt. Dennoch können zentrale Grundaussagen hierzu zusammengefasst werden:

- Der Konstruktivismus geht grundsätzlich von folgender These aus: Die gegenwärtigen Kulturen und Gesellschaften weisen solch unstrukturierte und komplexe Formen aus, dass es in ihnen kaum Gewissheiten zu geben scheint (wie dieses in der sog. Postmoderne z.Z. der Fall ist). Folglich berücksichtigt er in seiner Erkenntnis über den Menschen auch das Nichtwissen, die Skepsis und die Möglichkeit des Scheiterns bzw. sogar ihre logische Notwendigkeit. Diese vermögen dann möglicherweise Grundlagen für die Notwendigkeit der (ärztlichen, beratenden, therapeutischen …) Gespräche zu bieten, in welchen sich dann ebenfalls konstruktivistische Prozesse ereignen bzw. diese Aussprachen und Beratungen bedingen.
- »Die Kernthese des Konstruktivismus lautet: Menschen sind autopoietische, selbstreferenzielle, operational geschlossene Systeme. Die äußere Realität ist so

sensorisch und kognitiv unzugänglich. Wir sind mit der Umwelt lediglich strukturell gekoppelt, d. h. wir wandeln Impulse von außen in unserem Lernsystem ›strukturdeterminiert‹, d. h. auf der Grundlage biographisch geprägter psycho-physischer, kognitiver und emotionaler Strukturen, um. Die so erzeugte Wirklichkeit ist keine Repräsentation, keine Abbildung der Außenwelt, sondern eine funktionale, viable Konstruktion, die von anderen Menschen geteilt wird, und die sich biographisch und gattungsgeschichtlich als lebensdienlich erwiesen hat. Menschen als selbstgesteuerte ›Systeme‹ können von der Umwelt nicht determiniert, sondern allenfalls pertubiert, d. h. ›gestört‹, und angeregt werden« (Siebert 2005a, 11).

Wie durch diese umfassende Definition deutlich geworden ist, kann der Konstruktivismus nicht als eine von anderen Erkenntnisansätzen streng getrennte Wissenschaftsdisziplin bezeichnet werden. Vielmehr ist er als eine Leitidee zu verstehen, welche inter- und transdisziplinär versucht, sich von allgemeingültigen Wahrheitsansprüchen zu distanzieren. »Wirklichkeit ist beobachterabhängig – dies ist der kleinste gemeinsame Nenner dieser Diskussion« (Siebert 2005a, 11). Auf diese Weise verbindet der Konstruktivismus sowohl natur- als auch sozialwissenschaftliche Erkenntnisse und ist somit für die Begründung von Wissens- und Kommunikationsprozesse in Krankenhäusern äußerst geeignet, da sich in diesen sowohl natur- als auch sozialwissenschaftliche Themen und Handlungsfelder ausprägen und kreuzen.

Mehr noch: Der Konstruktivismus stellt nicht nur einen Erkenntnisansatz dar, er kann zugleich auch als eine Handlungstheorie genutzt werden. Dieses ist auf die Tatsache zurückzuführen, dass Erkennen und Handeln immer untrennbar aufeinander bezogen und wechselseitig voneinander abhängig sind. Die Erkenntnis ist *die* grundlegende Voraussetzung für den Handlungsprozess. Erkennen stellt infolgedessen eine Form des Handelns dar, diese wirkt wiederum auf die Erkenntnisprozesse zurück. Eine Trennung von Emotionen und Kognitionen ist in diesem Kontext gar nicht möglich (s. o.) – diese Begründung bildet eine der Grundlagen der conditio humana, wie sie sich aus der Erkenntnistheorie des Konstruktivismus ergibt. Für Humberto Maturana (einer der Begründer der biologischen Sichtweise des Konstruktivismus) stellt z. B. das Beobachten eine soziale Handlung dar. Er spricht von einem »doppelten Blick« der Erkenntnistheorie: »Einerseits der psychische Aspekt menschlichen Erkennens, anderseits der Aspekt des sozialen Verhaltens« (Siebert 2005b, 21). Diese Erkenntnis weist eine deutliche Relevanz für die Gesprächsführung im Rahmen des Sozial- und Gesundheitswesens auf: Eine solche Form des Miteinanderredens ist weder ohne das handelnde Subjekt noch ohne das Subjekt des Gegenübers vorstellbar. Beide Individuen bewegen sich in einem fortschreitenden Zirkel eines wechselseitigen Erkenntnisprozesses zwischen Handeln und Erkennen und Erkennen und Handeln aufeinander zu. Hierdurch entsteht eine, wie auch immer gestaltete und sich durch das Gespräch verändernde, (Teil-)Identität der Handlungspartner.

Der Konstruktivismus geht des Weiteren davon aus, dass die Handlungen der beteiligten Personen auf dem Hintergrund eines ganz bestimmten Sinns erfolgen: Der Mensch ist individuell und subjektiv davon überzeugt, dass das, was er tut, für ihn, und vielleicht auch für andere, sinnvoll und sinnhaft gestaltbar ist. Ja mehr noch: dass hierdurch erst Sinn, im eigentlichen Sinne, entsteht. Dennoch sollte – trotz oder gerade wegen des Konstruktivismus – eine flexible Offenheit sich selber und anderen gegenüber beibehalten werden. Zudem wird diese Art des Sinns von gesellschaftlichen und historischen Bedingungen und Bedingtheiten umfasst und eingegrenzt (vgl. Siebert 2005b, 22 f.). Für den Konstruktivisten Siegfried Schmidt stellt dieser Sinn sogar eine »konstruktivistische Schlüsselkategorie« (Siebert 2005b, 23) dar. Er geht davon aus, dass jede Konstruktion von Wirklichkeit auf der grundlegenden Basis der individuellen und kulturellen Sinngebung aufruht. Und eine solche kann und soll auf den Feldern der Gesprächsführung im Sozial- und Gesundheitswesen angestrebt und professionell gestaltet werden. Es geht also dabei immer darum, einen gemeinsamen – und im letzten wechselseitig voneinander abhängigen – Prozess der Generierung und Entwicklung von Sinn auszuformen.

Diese Form eines sozialen interaktionistischen Konstruktivismus ist in hohem Maße für die Gestaltung der Kommunikation in den Handlungsfeldern des Gesundheitswesens bedeutsam und erhält einen noch höheren Stellenwert, wenn sie mit humanistischen Annahmen verbunden wird.

Jede Konstruktion der Wirklichkeit wird infolgedessen immer im kommunikativen Prozess zwischen Einzelnen, Gruppen und auch in der Gesellschaft mittels Kommunikation ausgehandelt und erarbeitet. Demnach stellt die Kommunikation einen grundlegenden Begriff konstruktivistischer Theorie dar. Für Niklas Luhmann ist Gesellschaft in Reinform Kommunikation, »obwohl Menschen als autopoietische Systeme sich nur bedingt verstehen und verständigen können, so dass Missverstehen der Normalfall ist« (Siebert 2005b, 24). Kommunikation ist die »conditio sine qua non«, für die Koordination sozialer Handlungen – also die Bedingung, ohne diese eine solche nicht möglich wäre. Sie basiert auf Sprache, gleichwohl hiermit sowohl Verbalsprache als auch Körpersprache gemeint sind (s. o.). All das, was Sprache und Sprechen ausmacht, ist kulturell vorgegeben und ausgeprägt. Deshalb finden sich in den jeweiligen Kommunikationsprozessen unterschiedliche Konstrukte eben dieser Kultur wieder. Die Kommunikation der Menschen ist also immer auf den Prozess wechselseitiger Verständigung, ja wechselseitigen Verständnisses, sowie auf die Annahme, dass jede Kommunikation scheitern kann, angewiesen.

In diesem Kontext ist des Weiteren der Begriff einer »Viabilität« (Passung) von Bedeutung. Er bezieht sich auf Handlungen, die im Kontext einer bestimmten Gesellschaftsstruktur, bzw. einer ganz konkreten Organisation (auch in Bezug auf die in dieser Gesellschaft oder Organisation herrschenden kulturellen Ausprägungen, wie z. B. der Kulturabstand oder Rituale, Regeln und Normen) und im Rahmen eines individuellen Handelns funktionell nützlich sind. Dabei gilt: Es muss nicht immer völlig stringent zu einer Passung zwischen gesellschaftlicher oder organisatorischer Nützlichkeit und persönlicher Nützlichkeit kommen. Nur so viel: Das, was im Rahmen kommunikativer Strukturen geschieht, ereignet sich immer dann sinnvoll, wenn es zu einer Passung dieser unterschiedlichen Kommunikationsoptionen kommt. Um diese nun wahrzunehmen und sie professionell in die Gesprächsprozesse einzubringen, ist eine hoch reflexive Beobachtung der eigenen Anteile wie auch derjenigen Äußerungen der kommunikativen Partner bedeutungsvoll. Selbstreflexion und Verhaltensbeobachtung stellen somit zentrale Kompetenzen und Methoden dar, um die konstruktivistischen Begründungen der Kommunikation Realität werden zu lassen – welche Bedeutung das für die behandelnde und pflegende Arbeit mit Menschen mit Beeinträchtigung hat wurde weiter oben schon ausgeführt.

Die Sichtweise des Konstruktivismus erfährt eine interessante und bedeutsame Erweiterung durch den Ansatz des Dekonstruktivismus (vgl. Siebert 2005b, 26 ff.): Diese philosophische Richtung nimmt Bezug auf den französischen Philosophen Jacques Derrida. Sie geht davon aus, dass eine Dekonstruktion allgemein verbindlicher Sätze unabdingbar für die neue Konstruktion der Wirklichkeit ist: Das, was einmal gesagt wurde, muss dekonstruiert werden, indem es in jeweils unterschiedlichen Kontexten und Konstellationen neu interpretiert wird (Siebert 2005b, 269). Gerade kritische Lebensereignisse wie Krankheiten erfordern es, dass Menschen sich auf neue Deutungen und Bedeutungen einlassen (müssen). Hierbei ist vor allem die emotionale und soziale Eingebundenheit wesentlich, weil sie die Chancen für De- und Rekonstruktionsprozesse in hohem Maße erhöht. Auf diesem Hintergrund kann festgestellt werden, dass auch die Identität eines Menschen immer wieder neu definiert und/oder entwickelt, bzw. de- und rekonstruiert bzw. in vielfachen Erlebens- und Handlungszusammenhängen rekonstruiert werden muss. Emotionale, kognitive und soziale Gegebenheiten dienen u. a. auch dazu, dass der Mensch für sich selbst – und im Rahmen seiner sozialen Bezüge – immer wieder anschlussfähig bleibt bzw. wird. Demnach müsste ein von dieser Annahme ausgehendes Modell der Kommunikation immer wieder emotionale, kognitive und soziale Prozesse aufeinander beziehen und entwickeln.

Dieses Modell einer konstruktivistischen und de-konstruktivistischen Begründung zeigt nicht nur Bedeutsamkeiten auf, sondern regt auch kritische Fragen an:

- Wie sind die als subjektiv geltenden Konstrukte einer Person vom jeweils individuellen Gesprächspartner subjektiv zu entschlüsseln und mit zu konstruieren?
- Nimmt dieser wirklich das wahr, was die Person mit ihrer Handlung, ihren Worten und Gesten offenbaren will? – Wie und wodurch wird diese Wahrnehmung durch eine mögliche Beeinträchtigung ggf. irritiert?
- Wie sind diese Prozesse im Rahmen einer konkreten Klinik eingebunden, bzw. durch diese geprägt?
- Wie wirken diese Prozesse auf die Klinik (oder Teile derselben, wie z. B. Abteilungen, Teams, Konzile etc.) zurück?
- Welche Rolle spielt hierbei die jeweilige professionelle Verortung der jeweils Handelnden (als Ärztin, als Krankenpfleger, als Mitarbeitende des Sozialen Dienstes etc.)?
- Haben die Mitarbeitenden die Aktualisierung des Gegenübers auch dann im Blick und/oder können diese ermöglichen, wenn sie schon häufiger mit der erkrankten Person zu tun hatten?

Dieser erkenntnistheoretische – und letztlich auf das praktische Handeln bezogene – gordische Knoten wird sich vermutlich nicht wirklich und eindeutig auflösen lassen. Trotzdem bleibt als ein wichtiges Charakteristikum dieser Form des Miteinander-

Redens die konstruktivistisch zu verstehende Vernetzung von Selbst und anderen, von Selbst in gesellschaftlichen und organisatorischen Kontexten, bestehen.

Konstruktivistisches Denken stellt auch ein »systemtheoretisches Erklären« dar (Simon 2015, 12). Denken, Erklären und Handeln gehen ineinander über und sind immer miteinander verschränkt. Für die konstruktivistische Ausrichtung dieser Form der Gesprächsführung erscheinen diese Vernetzungen zwischen Kognitionen, Emotionen und Handlungen infolgedessen als notwendig: Das, was getan werden muss, wird nicht nur deshalb getan, weil es eine Person will, sondern weil sich das immer nur in der Form von Kommunikations- und Handlungsprozessen zwischen zwei Personen ereignen kann, die immer in einem historisch-gesellschaftlichen Kontext eingebunden sind, über Gefühle und Emotionen verfügen, sich austauschen und gemeinsam Handlungen entwickeln. Diese Handlungen erzeugen für beide Personen einen Sinn (s. o.), der allerdings relativ zu verstehen ist: es muss nicht immer von außen erkennbar sein, dass das, was getan wird, sinnvoll ist (z. B. bei Autismus-Spektrum-Störungen oder speziellen Syndromen). Die Inhalte und Vollzugsmechanismen in einem Gespräch sind in *diesem* relevant – in der Betrachtung von außen mögen sie als deutlich anders (vielleicht sogar als widersprüchlich) ausgerichtet erscheinen. Somit sind diese Prozesse auf der Basis einer Sinnhaftigkeit der individuellen Vollzugs-, Kommunikations- und Handlungspartner zu verstehen und zu deuten.

Folglich ist ein Sinn nicht unbedingt dann ein Sinn, wenn er sich erschließt, sondern vielleicht sogar eher dann ein Sinn, wenn er – sogar selbst für die Handelnden – in Teilen verborgen bleibt. Diese Tatsache begründet die Absage an lineare und kausale Erklärungsmuster für Gesprächsinhalte und -verläufe. Der konstruktivistische Blickwinkel hebt vielmehr die zirkulären Erklärungen der Handlungen und Deutungen hervor. Zudem wird hierdurch deutlich, dass nicht Objekte an- und miteinander handeln, sondern dass die Relationen und Beziehungen zwischen den Personen in den Kontext der Erklärungen und des Handelns treten (vgl. Simon 2015, 13). Handlungen (also auch Sprach- und Kommunikationshandlungen) sind demzufolge immer auch »konstruierte Wirklichkeiten« (Gergen 2002). Alles Tun ist daher sozial eingebunden und primär von der Geschichte der je aktuellen Befindlichkeit der Gesprächspartner abhängig.

Der Konstruktivismus als Erkenntnis- (und Handlungs-)Theorie teilt sich auf in radikal-konstruktivistische, sozial-konstruktivistische, konstruktionistische und systemtheoretische, sowie weitere, höchst unterschiedliche, Ausprägungen. In dieser Hinsicht bleibt er seinen Grundaussagen treu, was seinen Stellenwert steigert und ihn sympathisch macht: Die eigene Sichtweise selbst immer wieder neu zu hinterfragen, verlangt nach Mut und Offenheit, genauso wie die Bereitschaft, der Frage nicht auszuweichen, ob die Konstruktionsprozesse im Hinblick auf die Erklärung der Wirklichkeit als passend bezeichnet werden können. Also gilt auch für die Erkenntnistheorie des Konstruktivismus: »Ohne den Beobachter gibt es nichts – alles Gesagte ist gesagt« (Maturana/Pörksen 2002, 24). Und es ist und wird in den (behandelnden, beratenden, therapeutischen etc.) Gesprächen immer von einer Person auf dem Hintergrund ihrer je eigenen (dann evtl. auch erkrankten) Verfasstheit gesagt.

Eine solchermaßen verstandene Kommunikation kann die Erkenntnisse des Konstruktivismus gut integrieren: Gespräche im beruflichen Rahmen des Gesundheitswesens ereignen sich häufig in einer Zone der Unsicherheit – diese ist einerseits in hohem Masse eingebunden in die jeweilige Organisation (in diesem Fall eines Krankenhauses), wie sie aber auch andererseits sehr individuell begründet und ausgelebt wird.

Diese kurze Erörterung konstruktivistischer Themenbereiche ihrer möglichen Relevanzen für die Kommunikationsprozesse im Gesundheitswesen fordern auch von professionell Tätigen auf diesen Feldern eine intensive Auseinandersetzung mit ihrer eigenen (und sich möglicherweise verändernden) professionellen Identität. In Anlehnung an Harmsen (2004, 204ff.) können hierzu kurz folgende Elemente einer solchen Überprüfung des eigenen Selbstverständnisses skizziert werden:

- Subjektive Konstruktionsleistungen: Auf dem Hintergrund eigener biographischer Erfahrungen gilt es, die eigene Konstruktion bzw. die eigenen Konstruktionsleistungen nachzuvollziehen und zu eruieren. Das, was geschieht, ereignet sich vor allem im Kontext der eigenen Lebens- und Arbeitsgeschichte. Sie und auch der aktuelle und sich permanent im Berufsvollzug aktualisierende Zustand basieren auf grundlegenden Orientierungen und Wertvorstellungen. Diese sind ebenfalls im Vollzug des individuellen, gesellschaftlichen und organisatorischen Geworden-Seins zu betrachten und zu reflektieren. Hieraus formuliert der und die Handelnde in diesen Einrichtungen seine Arbeitsrolle, definiert Arbeitsbeziehungen und versucht viable (also stimmige und passende) Anpassungsprozesse, damit es zu einer wechselseitigen Zufriedenheit und zu einem subjektiv sinnvollen Umgang mit Aufgaben, Belastungen, Krisensituationen usw. kommt. Diese – durch bewusste Überprüfung eigener Konstruktionsleistungen erfassbare – Subjektivität lässt sich »als Grundlage professioneller Identität« betrachten (Harmsen 2004, 225).
- Die sog. »flexible Professionalität« (Harmsen 2004, 302): Professionell Handelnde auf den Feldern des Gesundheitswesens agieren immer wieder in relativ uneindeutigen Situationen bzw. an der Grenze unterschiedlicher Lebens- und Handlungsvollzüge – ja häufig sehr deutlich zwischen Leben und Tod. Das bedeutet z. B., das die Kommunikation von der Norm abweichen kann. Zudem können kommunikative Hilfsmittel enorm unterschiedlich gestaltet sein (Talker, Metacom, Gebärden…), aber auch die Art der Beeinträchtigung kann eine Rolle spielen. Dazu kommt noch die unterschiedliche Kommunikation auf Seiten der Klinik (Medizin, Pflege, Soziale Arbeit etc.). Dieses erfordert von ihnen ein hohes Maß an Flexibilität und folglich auch Reflexivität. Die Konstruktion einer professionellen Identität in den Organisationen des Gesundheitswesens ist abhängig von vielfältigen Gesichtspunkten, wie z. B. den politischen, rechtlichen, abrechnungstechnischen und kulturellen Einflüssen sowie den Anfragen durch die Patienten und Angehörigen. Demnach entsteht die professionelle Identität im Kontext eines beruflichen (und vielfach auch das Private tangierenden) Prozesses, in welchem die fortwährenden Veränderungen permanent wahrgenommen, reflektiert, kognitiv eingeordnet und praxisbezogen umgesetzt werden müssen. Dies vollzieht sich allerdings – konstruktivistisch gesehen – nicht im stillen

Kämmerlein und unabhängig von der Welt. Vielmehr ist die professionelle Identität immer auch in und von ganz bestimmten ethischen Leitvorstellungen verankert.

- Die ethische Grundlegung, aber auch die Realisation eines ethischen Vollzuges aus konstruktivistischer Perspektive, vollzieht sich hierbei im Dialog zwischen professionell Tätigen und den jeweiligen Bezugspartnern: Es handelt sich hierbei um eine dialogisch-konstruktivistische Ethik: »Eine Ethik, die ihre handlungsrelevanten wie handelnden Regeln und Konstruktionen auch vor dem Hintergrund der Frage nach ihrer Gangbarkeit vollzieht, somit die übergeordnete Bedeutung eines der konstruktivistischen Zentralbegriffe, der Viabilität, bestätigt« (Müller-Commichau 2003, 76f.). Die Kommunikation zwischen den Handlungs- und Gesprächspartnern in diesen Einrichtungen offenbart immer wieder eine Ethik, welche die Entstehung eines Verhältnisses dieser dialogischen Kommunikation ermöglicht, besser: ermöglichen sollte. Diese ist allerdings weder voraussagbar noch nach Plan steuerbar, sondern immer wieder von Krisen und Situationen des Scheiterns begleitet (s. o.), da sie sich an den Schnitt- und Bruchstellen menschlichen Lebens und Handelns vollzieht – Bruchstellen, welche in Krankenhäusern mehr als nur zufällig anzutreffen sind...
- Professionelle Gespräche ereignen sich somit häufig dort, wo Problemstrukturen entstehen, wo Menschen in Krisensituationen geraten, wo das Leben selbst als Sinnkrise erfasst wird. Es kann hier von einer Kontingenz des Lebens gesprochen werden – dieses ereignet sich somit an Schnittstellen von Möglichkeiten und Zufallselementen, was auch die Krisen im Leben als seinen natürlichen Bestandteil erscheinen lässt. Die Mitarbeitenden in den Krankenhäusern haben sich also immer wieder kreativ (und auf dem Hintergrund der je individuellen Verfasstheit der Patienten) mit dieser kontingenten Natur des menschlichen Lebens auseinanderzusetzen. Kreativität heißt an dieser Stelle auch, dass die Handlungsmöglichkeiten niemals endgültig ausgeschöpft bzw. Prozesse nie endgültig aufgelöst werden können, da sich Lebens- und Krankheitsverläufe immer wieder neu und anders vollziehen.

Was bedeutet dieses nun für die Entwicklung der Kommunikation? Doch mindestens so viel, dass die Konstruktions- und wechselseitigen Implementationsleistungen der Handelnden in die jeweiligen Organisationen sowohl unbewusst als auch bewusst Kommunikationsphänomene leiten. Diese fast schon tautologisch anmutende Zusammenfassung deutet dennoch daraufhin, dass im Kommunizieren und hier vor allem in der Wahrnehmung dessen, was kommuniziert wird, die Konstruktionsleistungen der jeweils Handelnden fokussiert werden müssten. Die Art und Weise, wie der eine Handlungspartner den anderen wahrnimmt bzw. durch ihn wahrgenommen wird, ist somit nicht zu unterschätzen. Mehr noch: auch die Art und Weise wie diese Wahrnehmung, diese Beobachtung bzw. dieses Schweigen und Hinsehen jeweils verschlüsselt und entschlüsselt werden, dominieren die jeweiligen kommunikativen Hintergründe und Phänomene der jeweils Agierenden. Dieses geht dann hinein bis in die sich vollziehenden Sprachprozesse, so dass auch diese Verbalisationen immer einmal wieder überprüft werden müssten, wie und wodurch diese konstruiert und somit bewertet und interaktiv genutzt werden. Auf diesem konstruktivistischen Hintergrund könnte man behaupten, dass sich die Handelnden in einer jeweiligen konstruktiven Autonomie befinden (vgl. Dux 2017, 37): Autonomie bedeutet hier, dass der Organismus

> »in seiner eigenen Organisation innerhalb der Körpergrenzen durch die systemische Relationierung der Elemente und Prozesse von der Außenorganisation des Universums dadurch unterschieden (ist), dass, was immer geschieht, durch die Prozessualität seiner Innenorganisation bestimmt wird. Das gilt auch für die System-Umwelt-Relation. Sie gehört zur Grundverfassung des Lebens und stellt eben deshalb eine systemspezifische Relationierung dar. Umwelt ist, womit das System interagieren kann.« (Dux 2017, 37)

Beispiele und Aufgaben

1. Bei Autismus-Spektrum-Störungen kann in der Kommunikation ein Nicht-Muster entstehen, welches gesellschaftlich (nach Außen) zunächst keinen Sinn ergibt. Der Austausch kann nonverbal auf einer anderen, sprachlichen Ebene stattfinden. Durch minimale, körperliche Veränderungen kann etwas ausgedrückt werden, was sinnhaft für den betroffenen Menschen ist, z. B. das Ziehen an den Haaren und/oder Bespucken einer Person bei Unsicherheit.
Tauschen Sie sich hierzu aus. Kennen Sie solche Beispiele aus der Praxis in Ihrer Klinik?
2. Herr A. lebt seit Jahren in einer Einrichtung der Eingliederungshilfe. Er hat wenig Kontakte zum sozialen Umfeld und verbalisiert nur wenig. Nun soll er zur Blutabnahme. Die Mitarbeiterin fährt mit ihm – ohne ihn vorzubereiten – zum Arzt. Im Behandlungszimmer murmelt er etwas nicht Verständliches vor sich hin. Er greift der Mitarbeiterin plötzlich in die Haare und reißt daran. Diese ist von diesem vermeintlichen Angriff irritiert und schreit Herrn A. an, dieser zieht jedoch immer fester. Den hinzukommenden Arzt bespuckt Herr A. Der Arzt geht angeekelt aus dem Zimmer und kommt mit zwei Krankenpflegern zurück, die Herrn A. für die Blutabnahme festhalten.

Nach außen wirkt die Handlung von Herrn A. als aggressive Kommunikation.

Aufgabe: Was fällt Ihnen bei diesem Beispiel auf? Wie wurde kommuniziert und mit welchem Hintergrund? Was ist falsch gelaufen? Wie würden Sie die Reaktionen beschreiben? Was können Sie besser machen?
Bedenken Sie hierbei den Kontext, die (Arbeits- und Organisations-)Kultur und die beteiligten Professionen.

Von diesem neurologischen und erkenntnistheoretischen Hintergrund ausgehend sollen nun einige grundlegende Hinweise zur Umsetzung der Kommunikation in der Psychologie bzw. in der Erziehungswissenschaft gegeben werden. Es wird sich hierbei nicht vermeiden lassen auf Themen einzugehen, welche für diese Handlungsfelder schon relativ bekannt und scheinbar alles andere als aktuell sind. Sie sind es dennoch, da sie nach wie vor die Kommunikation sehr praxisnah klären und erklären.

Der systemisch forschende und agierende Kommunikationswissenschaftler und Psychologe Paul Watzlawick hatte schon Ende der 1960er Jahre des vergangenen Jahrhunderts unterschiedliche Grundsätze formuliert, die dann als Paradigmen in die Kommunikationsforschung eingegangen sind. Diese sollen an dieser Stelle ein wenig nähere Beachtung finden (vgl. Adam 2018, 18–23):

Der erste Grundsatz bezieht sich darauf, dass es nicht möglich ist, nicht zu kommunizieren. Was bedeutet dieses jetzt konkret?
 Menschen kommunizieren somit nahezu ununterbrochen. Selbst das nicht Handeln hat hierbei kommunikative Absichten – was in Bezug auf das Wahrnehmen derjenigen Menschen, welche scheinbar »anders« (also auf dem Hintergrund von Beeinträchtigungen und Behinderungen) kommunizieren im hohen Maße bedeutsam ist. Und: Unser Körper kommuniziert selbst dann, wenn wir scheinbar nicht zu kommunizieren gedenken. Demzufolge kommunizieren wir neben der sprachlichen und verbalen Art und Weise natürlich immer auch nichtsprachlich und nonverbal (s. o.). Vor allem diese Nonverbalität scheint uns im Sein und Gegenübersein zu beeindrucken, da der Körper tatsächlich nicht dazu in der Lage ist – zumindest nicht bewusst – zu lügen (wie das Samy Molcho vor einiger Zeit gesagt hat). Das, was wir dem Anderen widerspiegeln, wird von diesem als authentisch wahrgenommen – und wir vollziehen es in der Wahrnehmung des anderen genauso. Gerade die Aussage von Watzlawick, dass man nicht nicht kommunizieren kann, trägt ggf. zu einem Verständnis für Menschen mit Beeinträchtigungen bei. Es kann davon ausgegangen werden, dass in einigen Fällen das »Vier-Ohren-Modell« von Schulz von Thun nicht auf Menschen mit Beeinträchtigungen anwendbar ist. Sei es, dass diese Menschen sich ihrer Rollen nicht bewusst sind und somit auch nicht die Erfahrung von intensiven Beziehungen und die damit verbunden Eigenschaften gemacht haben. Oder die sachlogische Erklärung nicht zuordnen können, da sie damit noch nie in Kontakt gekommen sind, wie z. B. das Beispiel mit der roten Ampel.
 Der zweite Grundsatz bezieht sich darauf, dass jede Kommunikation sowohl einen Inhalts- als auch einen Beziehungsaspekt hat. D. h. also, dass in der Kommunikation eben nicht nur Informationen und Sachverhalte als inhaltsaspektbezogene Themen weitergegeben werden, sondern vor allem auch eine Beziehung und eine Beziehungsdefinition durch diese kommunikative Handlung stattfindet. Diese Beziehungsdefinition wird von Watzlawick als weitaus bedeutsamer dargelegt als die inhaltlichen Attribute, welche über die Kommunikationskanäle transportiert werden. Also: »Wenn wir kommunizieren, definieren wir zugleich unsere Beziehung zu der Person, mit der wir reden (…)« (Adam 2018, 19). Wie wir miteinander reden, welche Informationen wir austauschen, definiert somit immer auch das Machtgefälle, welches wir zueinander in Kommunikationssituationen haben. Hierarchien, Tabuisierungen, ethisch-moralische Themenbereiche, Nähe- und Distanzphänomene spielen somit eine deutliche Rolle und werden grundlegend durch die Art und Weise, wie wir kommunizieren, definiert – d. h., die Kommunikation kann entweder auf Augenhöhe oder aber (im kritisch-negativen Fall) von oben herab stattfinden. Erst auf diesem Hintergrund werden dann Inhalte thematisiert und weitergegeben. Der Beziehungsaspekt, um es noch einmal nachdrücklich zu sagen,

definiert den Inhaltsaspekt und der Inhaltsaspekt gibt dann wieder, wie die Beziehung jeweils zu deuten ist – auch hier handelt es sich somit um einen interaktiven kommunikativen Kreislauf. In den Kommunikationsprozessen und -verläufen in Kliniken ist diese Aussage sehr bedeutsam, da dort die Kommunikation recht häufig an bestimmte Rollen gebunden scheint, bzw. ist, so z.B. in folgenden Themen/Handlungen:

- der Chefarzt koordiniert und überprüft die Behandlungen,
- der Stationsarzt leitet die Geschehnisse auf einer Station,
- der Assistenzarzt führt eine Behandlung durch,
- die Pflegekraft kümmert sich um die pflegerischen Anteile der Behandlung,
- der Soziale Dienst plant das Entlassmanagement,
- der Heilpädagogische Dienst organisiert die Themen der Teilhabe und Inklusion,
- die Patienten sind all diesen Handlungen häufig recht passiv »ausgeliefert«,
- die Angehörigen versuchen diesen Prozess (evtl. voller Sorge) zu begleiten,
- die Mitarbeitenden der Einrichtung der Eingliederungshilfe unterstützen diesen Prozess.

Dass es bei der Wahrnehmung dieses Rollen zu kommunikativen Differenzen und Missverständnissen kommen kann, ist nun mehr als deutlich: jede handelnde Person wird seine oder ihre kommunikativen Anteile aus seine oder ihrer Rolle wahrnehmen – und hierdurch die Beziehung zum Kommunikationspartner definieren. Damit es zu einer professionellen Kommunikation kommt müssen diese Anteile den Beteiligten zumindest zu einem gewissen Grad bewusst sein. Die Beteiligten sollten sich jedoch auch den unterschiedlichen, kommunikativen Grundstrukturen der unterschiedlichen Positionen und Professionen bewusst werden. Sprechen wir über den Behinderungsbegriff, ist dieser, wie erwähnt, im medizinischen eher defizitorientiert, in der Heilpädagogik holistisch-humanistisch. Diese Grundlage verändert die Rollen und diese sollten, wie oben bereits erwähnt, geklärt werden.

Im dritten Grundsatz beschreibt Watzlawick die Interpunktion der Ereignisfolgen in der Kommunikation: Diese bestimmt die Beziehung. Was bedeutet das konkret? Obwohl Kommunikation zwischen Personen (gerade auch zwischen mehr als zwei Personen, so möglicherweise bei einem ärztlichen Konzil oder einem Gespräch am Krankenbett) als scheinbar fortlaufender Austausch von Mitteilungen, Themen und Sprachelementen betrachtet werden kann, ist dieses de facto nicht wirklich so: Jede teilnehmende und kommunizierende Person empfindet diese Kommunikation strukturell begründet und unterstellt dieser Kommunikation eine ganz bestimmte Struktur. Sie legt somit de facto fest, wer an welchen Punkten in dieser Kommunikation mit bestimmten Themenbereichen begonnen hat, welche sie beendet hat, welche Frage sie gestellt hat, welche Kommunikationsmodi und -themen möglicherweise offengeblieben sind und vieles andere mehr. Watzlawick bezeichnet dieses als Interpunktion von Ereignisfolgen. Jeder Mensch, der kommuniziert, hat ganz bestimmte Interessen und Interessensgrundlagen zu kommunizieren. Möglicherweise geht es nicht nur um den Austausch von Informationen, sondern um das Erstellen von Nähe- und Distanzphänomenen oder um die Wahrnehmung von Resonanz oder auch um die Gestaltung von Macht – und vielem anderen mehr – wie dieses für die Kommunikation in Krankenhäusern in diesem Kapitel weiter oben schon skizziert worden ist. Hierbei werden die Ereignisfolgen dann – bewusst oder unbewusst – im Rahmen einer konkreten Kommunikationssituation wahrgenommen und gelebt. Kommt es dann zu unterschiedlichen Interpunktionen und Wahrnehmungen, kann das auch schon einmal zu Missverständnissen in der Kommunikation führen (s. o.) (vgl. Adam 2018, 20). Diese Missverständnisse können sich noch einmal potenzieren, wenn die o. g. Themen der beruflichen Rollen, der Macht und der (kognitiven, körperlichen etc.) Beeinträchtigung hinzukommen. Die Kommunikation mit Menschen im Krankenhaus ist auf diesem Hintergrund weitaus komplexer, als das möglicherweise oberflächlich betrachtet den Anschein hat. Nimmt man dann noch das Thema der Teilhabe, bzw. der Inklusion hinzu, soll also der oder die Erkrankte mit einer Beeinträchtigung in den Vollzug der Behandlung eingebunden werden, stellen sich für alle Beteiligte noch einmal wesentlich differenzierte Aufgaben – wie oben bereits ausgeführt. Diese sollten dann neben einer heilpädagogischen Diagnose der gesamten Situation vor allem auch Aspekte der sehr genauen Verhaltensbeobachtung und zeitliche Aspekte (da die Arbeit mit Menschen mit Beeinträchtigungen in der Regel mehr Zeit benötigt) umfassen.

Im vierten Grundsatz beschäftigt sich Watzlawick damit, dass die menschliche Kommunikation sowohl auf digitaler als auch auf analoger Art und Weise realisiert und konkretisiert wird. Digitale Kommunikation bezeichnet hiermit die Art und Weise, den Dingen einen Namen zu geben. Hierbei benötigt diese Kommunikation

> »einen vielseitigen Sprachaufbau, um die Namen verbindlich fixieren zu können. Sie ist aber für den Bereich der menschlichen Beziehung unzulänglich ausgestattet, es fehlt ihr dafür die nötige Bedeutungstiefe der Sprache« (Adam 2018, 21).

Dieses bedeutet, dass die digitale Kommunikation sozusagen zwischen 1 und 0 Inhalte auf den Punkt bringt. Ein Tisch ist somit möglicherweise ein Tisch, und ein Schrank ein Schrank, und eine Rose eine Rose. Wie verhält es sich aber mit Unsicherheit oder Angst oder Trauer? Und an dieser Stelle kommt die analoge Kommunikation ins Spiel: Sie verbalisiert nicht nur, sondern sie realisiert und agiert. Um jemanden z. B. seine Abneigung mitzuteilen, kann ich ihm sagen: »Ich mag dich nicht!« Ich kann mich aber auch von ihm abwenden, ihm möglicherweise den Mittelfinger zeigen oder nicht mehr mit ihm reden – dies ist auf der Ebene der Zuneigung viel einfacher darstellbar, so dass ich auf dem Hintergrund des »Ich mag dich« dem anderen vielleicht einfach nur die Hand geben, meinen Arm um seine Schulter legen oder ihm eine Schachtel Pralinen schenken kann. Digitale Kommunikation erscheint somit häufig eindeutig, da die unterschiedlichen Begriffe belegt und deutbar sind. Analoge Kommunikation hat allerdings den Vorteil, dass hierdurch Beziehungsebenen viel besser in den Griff zu bekommen sind bzw. dass die Körpersprache in der Lage ist viel intensiver auszudrücken, was die einzelnen Handlungspartner voneinander halten, so durch Mimik, Gestik, die Körperhaltung, sowie die Grob- und die Feinmotorik.

In der Arbeit mit Menschen mit Beeinträchtigungen ist die Körperlichkeit in hohem Masse in den Mittelpunkt des kommunikativen Interesses zu stellen: da diese Menschen häufig (auch) über verbalsprachliche Beeinträchtigungen verfügen ist die

Wahrnehmung ihrer Körpersprache besonders bedeutsam. Da diese aber evtl. auch beeinträchtigt, oder sehr individuell ausgeprägt ist, muss auch diese sehr genau beobachtet und gedeutet werden. Der Austausch zwischen den Mitarbeitenden eines Krankenhauses und denjenigen einer Organisation der Eingliederungshilfe, bzw. den Angehörigen eines Menschen mit Beeinträchtigung ist hierbei besonders hervorzuheben. Dieser muss zu einem zentralen Bestandteil der Aufnahme, der Diagnose und der Behandlung – mithin des Casemanagements einer Klinik – werden.

Der fünfte und letzte Grundsatz von Watzlawick bezieht sich darauf, dass die zwischenmenschliche Kommunikation entweder symmetrisch oder halt auch komplementär verlaufen kann. Eine symmetrische Beziehung ist tatsächlich eine Gleichheit der Kommunikationsbeziehung, und eine komplementäre belegt Unterschiedlichkeiten in der Beziehung. D. h. also, dass in der symmetrischen Kommunikation Personen miteinander kommunizieren, welche auf hierarchisch und gesellschaftlich scheinbar gleicher Ebene miteinander agieren (wie z. B. Mediziner unter sich), bzw. diese Gleichheit realisieren, bzw. die Unterschiedlichkeiten minimieren wollen. Auf der komplementären Kommunikationsebene haben die unterschiedlichen Handelnden unterschiedliche hierarchische und sonstige Positionen, die auf dem Hintergrund ihrer Rollen und ihres Status möglicherweise deutlich werden (z. B. die Kommunikation zwischen einem sich elitär verhaltenden Arzt und einem eher unsicheren Heilerziehungspfleger aus einer Einrichtung der Eingliederungshilfe). Diese komplementären Interaktionen basieren also auf Unterschieden, welche sich im besten Falle ergänzen, im schlimmsten Falle jedoch auch ausschließen können und somit Kommunikation auch durch den Fachaspekt bedingt negieren können (vgl. Adam 2018, 22). Auch in Bezug auf die Wahrnehmung der Körperlichkeit erscheint dieses komplementäre bzw. symmetrische Handeln bedeutsam:

Die Art und Weise, wie sich Menschen körpersprachlich im Raum positionieren – oder sich im Krankenhaus positionieren müssen:

- als Patient im Bett zu liegen,
- als Patient im Bett und mit diesem geschoben zu werden,
- als Patient möglicherweise (nur) mit den Augen oder den Händen kommunizieren zu können,
- als Arzt am Bett zu stehen,
- als Pflegekraft am Bett zu sitzen oder zu stehen,
- als Arzt oder Pflegekraft primär verbal zu kommunizieren,
- etc.

Also: wie Blickkontakte und Körperlichkeit wahrgenommen werden, wie Kommunikation verbal zugelassen wird, wie Nonverbalität auf einmal bewusst eingesetzt oder negiert wird – alles das deutet darauf hin, wie symmetrisch oder komplementär diese jeweiligen Kommunikationsformen sind. Es mag an dieser Stelle schon deutlich werden, dass eine symmetrische Kommunikation in Bezug auf die Kommunikation mit Menschen mit Beeinträchtigungen im Krankenhaus möglicherweise kommunikationsfördernder ist als eine komplementäre. Aber auch diese, die komplementäre Kommunikationsform, kann natürlich relevant sein, da sie die Unterschiede zwischen den Handelnden bewusst macht und möglicherweise über eine Bewusstwerdung in den Mittelpunkt kommunikativer Absichten rückt, so dass dann wiederum eine symmetrische Kommunikation in Ansätzen möglich wird. Dieses »Symmetrie-Komplementär-Paradoxon« führt möglicherweise dazu, dass sich sowohl symmetrische als auch komplementäre Inhalte in Kommunikationsprozessen (manchmal sogar in sekündlich sich vollziehenden Prozessen) miteinander abwechseln und so nicht einmal unbedingt die Bewusstseinsschwelle der jeweils Handelnden überschreiten. Ungenauigkeiten, Unsicherheiten und weitere Missverständnis generierende Faktoren können dann dazu beitragen, dass eine komplementäre Ebene bestehen bleibt, obwohl eigentlich eine symmetrische angedeutet wurde bzw. eine symmetrische Missverständnisebene in eine komplementäre Beziehung und somit möglicherweise auch Beziehungslosigkeit hineingeraten kann. Damit dies nicht geschieht, erscheint es notwendig, tatsächlich genauer hinzuschauen, genauer hinzuhören und den anderen als das wahrzunehmen, was er ist: mein Kommunikationspartner, meine Kommunikationspartnerin, die mich genauso beobachtend und zuhörend wahrzunehmen in der Lage ist. Aber ich muss uns beiden genau diesen Raum geben, damit dieses geschehen kann: Ein Zuhören und ein wechselseitiges Aufeinander-bezogen-Sein im Raum einer interpersonalen und interpersonellen Bedeutsamkeit.

Aufgaben

1. Bilden Sie Kleingruppen: Mensch mit Beeinträchtigung, Arzt, Pflegekraft, sozialarbeiterische Fachkraft.

Ihre Aufgabe: Der Mensch mit einer Beeinträchtigung muss ins Krankenhaus. Spielen Sie die Szene mehrmals durch und tauschen sie hierbei jeweils Ihre Rollen. Wie erlebe Sie diese? Wie und wodurch haben Sie in welcher Rolle kommuniziert? Welche Unterschiede, welche Ähnlichkeiten haben Sie hierbei wahrgenommen?

2. Eine weitere Aufgabe:

Menschen mit Beeinträchtigungen sind in der Krankenhauslandschaft aufgrund des historischen Kontextes der Komplexeinrichtungen erst seit kurzem vertreten (vgl. ausführlich Greving/Hülsmann/Schedler 2022, 59 ff.). Die unterschiedliche Sichtweise der Professionen auf eben diese Menschen kann eine Kommunikation folglich (z. T. deutlich) erschweren. Die Medizin ist darauf ausgerichtet, den Menschen zu heilen, die Heilpädagogik/Soziale Arbeit nimmt jedoch den Menschen in seiner Gesamtheit an und assistiert hier. Hinzu kommt, dass Mediziner nach wie vor häufig einen elitären Status aufweisen, wohingegen die pädagogischen Bereiche untergeordnet zu diesem erscheinen – oder es tatsächlich auch sind. Die Fronten scheinen klar, jedoch gilt es zu bedenken, dass die pädagogischen Fachkräfte in der Regel Sicherheit in Bezug auf den Klienten haben und genau wissen, wie sie in herausfordernden Situationen reagieren können. Die Ärzte können von dieser Sicherheit profitieren, in dem sie in den Austausch auf Augenhöhe gehen und signalisieren: »Ich schätze deine Arbeit, so wie du meine!«

Die Multiprofessionalität – auch oder gerade in der Kommunikation – sollte zum Wohle des Gegenübers eingesetzt werden.

Wie können Sie (in Ihrer Rolle als ärztliche oder pflegende Mitarbeitende) zukünftig mit solchen (oder ähnlichen) Situationen umgehen? – Wie wollen Sie damit umgehen? Welche (Veränderungs-)Prozesse sind in Ihrer Klinik oder Ihrer Station hierzu bedeutsam?

Hieran anschließend erlangen die Hinweise von Schulz von Thun zur Anatomie einer Nachricht bzw. zu den Kommunikationsstilen noch einmal eine besondere Bewandtnis, so dass sie an dieser Stelle etwas ausführlicher dargestellt werden müssen (auch wenn diese vielfach schon bekannt sein dürften und wir oben bereits auf einige kritische Punkte in Bezug auf die Umsetzung für und mit Menschen mit Beeinträchtigungen hierzu verwiesen haben – und diese im weiteren Verkauf der Argumentation auch wieder aufnehmen werden):

Es ist der Verdienst von Schulz von Thun, dass inzwischen anerkannt ist, dass ein einfaches Sender-Empfänger-Modell im Rahmen der Kommunikation nicht ausreicht, um eben diese zu beschreiben. Es geht vielmehr darum, die jeweiligen Annahmen und Vorannahmen, die beide Kommunikationspartner (oder auch in größeren Gesprächskreisen eine Vielzahl eben dieser) einbringen, um ein bestimmtes Verständnis oder auch Missverständnis und ein bestimmtes Verstehen und auch Missverstehen des jeweils anderen zu erreichen, bzw. zu klären. Hierzu hat Schulz von Thun ein Modell entwickelt und auch evaluiert, welches davon ausgeht, dass vier Felder einer Kommunikation vorhanden sind, welche diese Kommunikation tatsächlich auszeichnen – welche wie in der Anatomie also quasi seziert werden können, um zu verstehen, wie diese Kommunikationsprozesse zwischen den unterschiedlichen Handelnden ablaufen.

Obwohl dieses Modell vielfach beschrieben ist, soll es an dieser Stelle dennoch kurz skizziert werden:

In einem ersten Schritt geht es um den Sachinhalt (vgl. Schulz von Thun 2010, 25 ff.). D. h. also, dass deutlich werden muss, worüber informiert wird bzw. worüber derjenige, der informiert, gerade spricht. Somit ist jede Kommunikation immer auch gekennzeichnet von einer konkreten Nachricht bzw. einer Sachinformation. Als ein Beispiel mag die Eröffnungssequenz eines Gespräches in einem Stationsgespräch gelten, indem die Stationsleitung sagt: »Schön, dass ihr heute hier seid. Wir reden in den nächsten Minuten über den Behandlungsverlauf von Karin Meyer.« – hier wird erst einmal nur eine Information weitergegeben. Wie oben erwähnt, kann es an dieser Stelle aber schon bei Menschen mit Beeinträchtigungen zu Problemen kommen, so z. B., dass dieser Mensch nicht weiß, was ein Behandlungsverlauf überhaupt ist oder aber die zeitliche Dimension (in den nächsten Minuten) nicht einzuschätzen vermag. Somit sind die sachlichen Inhalte nicht (eindeutig) kommunizierbar.

Aber: Es wird nicht nur eine Information weitergegeben, sondern es wird auch immer etwas von mir selbst als kommunizierender Person weitergegeben. Schulz von Thun ist es somit zu verdanken, dass er den Selbstoffenbarungsaspekt einer

Nachricht in den Vordergrund gestellt hat. Das bedeutet, immer, wenn ich etwas sage, wird der andere Informationen über meine Person wahrnehmen. Im Rahmen des gerade genannten Beispiels werden also die Stationsmitglieder feststellen, dass der Kollege oder die Kollegin Stationsleitung sich vorbereitet hat, dass es um eine ganz bestimmte Patientin geht, dass die Stationsleitung die Leitungsposition übernommen hat und auch leitet, und dass sie versucht über einen ganz bestimmten Zeitkorridor zu verfügen, in dem dieses Gespräch stattfinden wird. D. h. also, indem etwas gesagt wird, wird auch etwas über die eigene Person ausgesagt. Schulz von Thun wählt »den Begriff der Selbstoffenbarung, um damit sowohl die gewollte Selbstdarstellung als auch die unfreiwillige Selbstenthüllung einzuschließen« (Schulz von Thun 2010, 27). Und dieser Selbstoffenbarungsaspekt zeigt sich nicht nur verbal, sondern auch nonverbal. Die Art und Weise, wie der Sprecher oder die Sprecherin gestisch-mimisch bestimmte Inhalte betont, bestimmte Pausen einlegt, bestimmte Kommunikations- und Gesprächspartner anschaut, ist hierbei oft relevant. Auch hier können Menschen mit Beeinträchtigungen »aus dem Raster fallen«. Bei Menschen, die eine andere Wahrnehmung haben, werden solche Situation auch anders wahrgenommen und ihre Selbstoffenbarung wird möglicherweise anders ausfallen, bzw. sie werden das Gegenüber anders wahrnehmen. Denkbar wäre auch, dass die Selbstoffenbarung sehr intensiv zu erkennen ist, weil der Mensch mit Beeinträchtigung ganz klar signalisiert, ob er Zuneigung oder Abneigung in der Situation empfindet und dabei nicht auf die gesellschaftliche Etikette achtet.

Die dritte Ebene, die Schulz von Thun benennt, ist die Beziehungsebene, d. h., die Art und Weise zu kommunizieren, was die Handelnden voneinander halten bzw. wie sie zueinanderstehen – und das nicht nur in diesem Kommunikationsprozess, der sich aktuell ereignet, sondern möglicherweise weit darüber hinaus. Dieses bedeutet, dass in der Art und Weise der Sprachführung, im Tonfall, in den Formulierungen, in den gebrauchten Adjektiven und Adverbien deutlich wird, was die einzelnen Handelnden voneinander halten (vgl. Schulz von Thun 2010, 27–29). Macht- und Herrschaftsthemen, Beziehungsstrukturen, Nähe- und Distanzphänomene werden auf diese Weise deutlich und verdeutlicht. Selbstverständlich haben die Handlungspartner dann natürlich auch die Möglichkeit, diese Beziehungsdefinitionen von sich zu weisen bzw. darauf zu reagieren, dass sie die Beziehung anders sehen, so dass es ein intensives Knäuel unterschiedlicher Bezogenheiten gibt, wenn mehrere Menschen miteinander in Kommunikation sind und sich austauschen. Somit gilt: »Während also die Selbstoffenbarungsseite (vom Sender aus betrachtet) Ich-Botschaften enthält, enthält die Beziehungsseite einerseits Du-Botschaften und andererseits Wir-Botschaften« (Schulz von Thun 2010, 28).

Wie erwähnt erleben Menschen mit Beeinträchtigungen in Organisationen der Eingliederungshilfe andere Beziehungsmuster und Strukturen. Sie sind regelmäßig mit Mitarbeitenden der Organisationen (welche auch häufig wechseln) und den sogenannten Mitbewohnern zusammen. Sie habe in dem Fall nicht die Möglichkeit, den Beziehungspartner frei zu wählen und werden somit häufig in vorhandene Strukturen gepresst. Durch diese Strukturen ergibt sich eine andere Beziehungsdefinition und somit auch eine andere Interaktion in der Kommunikation. Sie *müssen* in dieser Beziehungsstruktur handeln und *müssen* mit der Person kommunizieren, wenn sie einen Bedarf haben. Sie dürfen sich auch nicht in mitarbeitende Personen verlieben, bzw. dürfen ihre (auch negativen) Gefühle auf keinen Fall zeigen – oder sie geben sich ganz offen und (scheinbar) distanzlos, weil sie keine alternativen Kommunikationsweisen – oder keine (angepassten, für sie verständlichen) Sanktionen hierauf – erfahren haben.

Die letzte Ebene ist die Appellseite einer Nachricht: Es geht also darum, was der Sprecher beim anderen, beim Zuhörer, beim Kommunikationspartner auslösen möchte bzw. wozu er diesen veranlassen möchte. Menschen kommunizieren häufig nicht nur, indem sie etwas sagen – sie wollen auch eine Situation verändern bzw. den Handlungspartner dazu bringen, dass er in dieser Situation etwas modifiziert. Dieses geschieht bewusst oder auch unbewusst. Möglicherweise kommt es hier zu einer Manipulation. Möglicherweise ist es aber auch einfach nur ein Versuch, einen anderen Menschen kurzfristig zu irritieren, ihn zu etwas zu veranlassen oder aber auch, um ihn auf mich aufmerksam zu machen. Bedeutsam ist hierbei, dass der Appellcharakter von dem Beziehungsaspekt einer Nachricht zu unterscheiden ist: »denn mit dem gleichen Appell können sich ganz unterschiedliche Beziehungsbotschaften verbinden« (Schulz von Thun 2010, 29). Der klassische Appel in Organisationen der Eingliederungshilfe ist oftmals die orale Befriedigung. Essen wird sehr häufig in den Appel mit eingebaut, wohingegen komplexe Appelle noch nicht hinreichend erforscht wurden.

Angesicht dieses gleichsam anatomischen Verständnisses von Nachrichten und Kommunikation ist es nun wichtig, aktiv zuzuhören und – wie schon häufiger erwähnt – auch die Körpersprache der Handlungspartner mit in den Blick zu nehmen (vgl. Fritzsche 2016, 15–48): Aktiv zuhören bedeutet hierbei, dem anderen zu signalisieren, dass die Botschaften – zumindest die Botschaften, die bewusst wahrgenommen werden – auch wahrgenommen worden sind. D. h. also, dem anderen ist zu signalisieren, dass der/die Zuhörende aufmerksam war. Dieses kann durch kleine körpersprachliche Signale, wie z. B. nicken oder durch zustimmende Laute kommuniziert werden. Dabei kommt es darauf an, dass der andere Partner natürlich ausreden darf und ausreden soll. Er darf nicht unterbrochen werden, bestenfalls kann es am Schluss seiner Entgegnungen darum gehen, dass diese noch einmal kurz zusammengefasst werden. Auch hierbei ist das bewusste Anschauen von zentraler Bedeutung, so dass der andere auch mimisch und gestisch versteht, dass er wahrgenommen und verstanden wurde und wird (vgl. Fritzsche 2016, 16).

In der Arbeit mit Menschen mit Beeinträchtigungen kommt dieser Forderung eine besondere Bedeutung zu, da sie in diesen kommunikativen Situationen ernst genommen werden müssen: ganz gleich wie uns was sie kommunizieren – es ist ihr Ausdruck einer subjektiven Situation, in welcher sie gleichberechtigte Teilhaber dieser kommunikativen Handlungen sind. Die konkrete und konsequente Umsetzung des Teilhabepostulates, sowie einer partizipativen Arbeit mit den Menschen mit Beeinträchtigung ist an dieser Stelle noch einmal besonders hervorzuheben.

Die drei zentralen Schritte einer kommunikativen Situation (das Zeigen der Aufmerksamkeit, das Ausredenlassen und das Zusammenfassen) sind jetzt auf unterschiedlichen Niveaustufen für den Zuhörenden (auch mit Beeinträchtigung) möglicherweise problematisch:

- Dem anderen zu zeigen, dass man zuhört, ist vielleicht noch relativ gut möglich, weil wir das in unseren alltäglichen Kommunikationshandlungen öfter realisieren. Allerdings gilt es zu bedenken, dass es Menschen gibt, welche z. B. den Blickkontakt vermeiden oder sich wegdrehen, obwohl sie aufmerksam sind (denken Sie hierbei z. B. an Menschen aus dem Autismus-Spektrum).
- Den anderen Ausreden lassen ist meistens nicht ganz so einfach, da wir möglicherweise immer schon eine bessere Idee haben, wie z. B. eine Situation zu bewerten und zu interpretieren ist.
  Gerade Machtphänomene und Nähe- und Distanzphänomene sind in diesem Zusammenhang bewusst wahrzunehmen, so dass das Ausreden tatsächlich als echtes Ausreden und Zuhören realisiert werden kann – auf die mögliche Relevanz in Krankenhäusern wurde in diesem Kapitel schon häufiger verwiesen. Es sollte aber auch bedacht werden, dass es Redner gibt, bei denen der Gegenüber kaum eine Chance hat, in das Gespräch einzusteigen. Auch seitens des Redners sollte dieses ermöglicht werden – was sich vielleicht bei bestimmten Chefärzten als nicht ganz so einfache Aufgaben darstellen lässt. Und bei Menschen mit Beeinträchtigungen lässt sich anmerken, dass das Nicht-Ausreden lassen häufig keine bewusste, negative Entscheidung darstellt, sondern es sich hierbei um einen Ausdruck von Stress oder aber auch von Stereotypien handeln kann.
- Der dritte Punkt, das Zusammenfassen von Inhalten, ist schon sehr viel schwieriger, weil wir das nur selten bewusst im alltäglichen Kommunikationsgebrauch einsetzen. Dennoch erscheint dies sinnvoll und sollte so umgesetzt werden, dass es nicht wie ein Nachäffen oder Nachreden klingt – es muss hier eine empathische Zusammenfassung dessen erfolgen, was ich tatsächlich vom anderen verstanden habe (vgl. Fritzsche 2016, 16).
  Gerade in Bezug auf die Einbindung von Menschen mit Beeinträchtigung in ihre Behandlungsprozesse, vor allem auch als eine Begründung ihrer Compliance, ist dieses bedeutungsvoll. Aber natürlich ist hier auch anzumerken, dass nicht immer die bekannte/normierte, verbale Sprache ausreicht, sondern auf Leichte Sprache und/oder Unterstützte Kommunikation zurückgegriffen werden kann, bzw. muss.

Zentrale Punkte, in der Umsetzung dieser grundsätzlichen Aussagen, sind hierbei die Wahrnehmung bzw. das Formulieren von Ich-Botschaften, bei denen dem anderen deutlich wird, worum es mir tatsächlich geht. Zudem ist es wichtig, eindeutig zu sprechen und so genannte Killer-Phrasen zu vermeiden. Hierbei handelt es sich um solche Sätze wie: »Alles Quatsch!«, »Unsinn!«, »So ein Schmarrn!« und einiges mehr (vgl. Fritzsche 2016, 25–29).

Die Kommunikation, d. h., die nach Schulz von Thun benannte Nachricht, ist somit immer Gegenstand einer Diagnose dieser kommunikativen Handlungen. Es ist hierbei relevant, dass derjenige, der professionell Gespräche führt, immer auch gleichzeitig diese Kommunikationssituation diagnostiziert. Das bedeutet, dass die Verhaltensbeobachtung, und hierbei sowohl die Selbst- als auch die Fremdbeobachtung, in hohem Maße relevant ist, um in einer Kommunikationssituation professionell zu kommunizieren (s. o.). Die Wahrnehmung unterschiedlicher kommunikativer Anteile, wie z. B. expliziter oder impliziter Botschaften der Sprechenden, die nonverbalen Kommunikationskomponenten, die Wahrnehmung von kongruenten und nichtkongruenten Nachrichten bzw. die Art und Weise, wie Körpersprache mit eingebracht wird, so z. B. durch Körperbewegungen, aber auch durch den Tonfall und die Art und Weise, wie ich mich für bestimmte kommunikative Signale entscheide, sind hierbei bedeutsam (vgl. Schulz von Thun 2010, 31–39).

> Um diese Formen der Kommunikation im Rahmen der Tätigkeiten in Krankenhäusern umzusetzen ist eine transparente Vorgehensweise unabdingbar. Was bedeutet das konkret?

An dieser Stelle vermag ein Blick in die Bedeutung des Begriffes der »Transparenz« ein wenig Klarheit zu verschaffen: Transparenz bedeutet in der Physik eine ganz bestimmte Art von Durchlässigkeit (hier z. B. von Wellen), in der Akustik beschreibt dieser Begriff die Unterscheidbarkeit von aufeinanderfolgenden Tönen und in der Politik bezeichnet er die öffentliche Nachvollziehbarkeit von Prozesse auf den Feldern der Politik und der Verwaltung. Im Rahmen einer transparenten Kommunikation mit Menschen mit Beeinträchtigungen in Krankenhäusern ist es somit bedeutsam, dass diese

- von allen Beteiligten durchlässig gestaltet wird; d. h., dass die Inhalte und Formen der Gespräche von allen offen gelegt und bewusst gestaltet werden müssen,
- von allen Beteiligten in ihren jeweiligen kommunikativen Bestandteilen und/oder Unterschiedlichkeiten wahrgenommen werden (können); d. h., dass in allen kommunikativen Handlungen unterschieden werden kann, wer, was, aus welchem Grund, mit welcher Motivation zu wem gesagt hat,
- von allen Beteiligten konkret und bewusst nachvollzogen werden kann, warum die jeweils konkrete Kommunikation in dieser (spezifischen) Art und Weise realisiert worden ist; d. h., dass die Motive und Ziele eines Gespräches offengelegt werden müssen.

Dass sich diese drei Postulate vor dem Hintergrund der aktuellen Situationen in vielen Krankenhäusern (Personalmangel bei fast allen Berufen, Pflegenotstand, Zeitmangel, Veränderung der Abrechnungsmodalitäten etc.) nur sehr schwer umsetzen lassen, ist nun kein grundsätzliches Argument, dieses nicht zumindest zu versuchen, bzw. es konzeptionell in die Arbeitsabläufe einzubinden.

Aufgaben

1. Versuchen Sie diese drei Forderungen zur Transparenz in das Leitbild, bzw. die Konzepte Ihrer Klinik und/oder Ihrer Station einzufügen. Was ist hierbei inhaltlich und strukturell notwendig?

2. Stellen Sie Vermutungen darüber an, wie sich eine konsequente Umsetzung dieser Forderungen auf die Arbeit mit Menschen mit Beeinträchtigungen auswirken könnte.

3.2 Herausforderndes Verhalten

Unsichere Situationen verursachen unvorhersehbare Reaktionen. Herausforderndes Verhalten entsteht immer dann, wenn Menschen sich in einer unsicheren Situation erleben. Gerade im Klinikkontext kommt es häufig vor, dass Menschen mit Beeinträchtigungen die Situation nicht einschätzen können.

Beispiel

Stellen Sie sich vor, eine Assistenz nimmt Sie zu einem Spaziergang mit. Doch sie gehen nicht den gewohnten Weg durch den Park, sondern stehen plötzlich vor einem großen Haus. Als Sie das Haus betreten, nehmen Sie einen komischen Geruch wahr. Viele Menschen sind in der Halle und auf den Fluren. Das Licht ist grell und kalt. Alle ist laut. Sie sitzen nach einer Zeit zwischen fremden Menschen. Eine Person blutet, ein Kind schreit, jemand hustet stark. Sie wollen gehen, doch sie müssen sitzen bleiben. Nach einer fast endlosen Zeit – die Assistenz ist mit dem Smartphone beschäftigt, zeigt ihnen ab und zu mal ein Bild, dass Sie aber nicht richtig sehen können – werden sie in ein anderes Zimmer gebracht. Dort piepst es, es stehen viele Gerätschaften herum, an den Wänden sind Schränke und ihnen nicht bekannte Gegenstände. Eine Person betritt den Raum, die Assistenz redet mit dieser. Die Person kommt auf Sie zu und zeigt auf ihren Arm. Sie halten den Arm hin. Die Person schiebt den Ärmel hoch und schnürt ihnen den Arm ab. Sie weigern sich, ziehen an dem Band am Arm. Die Assistenz hält Sie fest. Das Band wird straffgezogen. Es tut weh. Sie beginnen zu schreien. Die Person verlässt das Zimmer und kommt mit zwei weiteren Personen zurück. Diese halten sie nun fest. Die Assistenz hilft diesen Personen dabei. Die erste Person tut ihnen weh. Steckt irgendetwas in den Arm. Sie schreien und winden sich, versuchen die Personen zu beißen. Dann ist es vorbei.

In dieser Situation geht es – wie sicher schon deutlich geworden ist – um das Thema der Blutabnahme. Stellen Sie sich vor, Ihnen würde das Widerfahren, sie kämen irgendwo hin und niemand würde ihnen erklären, wozu und weshalb sie eigentlich hier sind und was gleich passieren wird.

Aber was bedeutet Herausforderndes Verhalten konkret und wie entsteht es? Herausforderndes Verhalten zeigt sich in Form von:

- massiven Autoaggressionen,
- heftigen Fremdaggressionen gegen Personen und Sachen,
- wiederholtem und massivem Weglaufen,
- zwanghaft stereotypem Verhalten,
- starker Vereinnahmung oder Distanzlosigkeit,
- Schmieren mit Ausscheidungen und
- stark ausgeprägten Ängsten (vgl. Kirsch/Engelfried 2017, 19).

Es ist zu erkennen, dass eine massive und heftige Reaktion erfolgen muss, um als Herausforderndes Verhalten definiert werden zu können. Es geht hierbei nicht um die Herausforderung, dass das Gegenüber anders kommuniziert oder sich – wie z. B. bei Menschen aus dem Autismus-Spektrum – anders verhält.

Herausforderndes Verhalten kann durch eine gestörte Kommunikation und Interaktion entstehen. In dem o. g. Beispiel erfolgt keine Kommunikation, die Person ist nicht auf den Krankenhausbesuch eingestellt. Vielleicht war sie auch noch nie in einer Klink. Die dort entstehenden fremden Eindrücke können auch Menschen ohne Beeinträchtigung verunsichern. Darum ist es umso wichtiger, die Personen vorab auf den Krankenhausbesuch vorzubereiten, damit die Situation nicht zur Herausforderung wird (z. B. durch einen Besuch ohne Erkrankung. Natürlich ist das nur vorab und nicht in Akutsituationen möglich.). Auch wurde bereits erwähnt, die Schritte genau zu kommunizieren, bzw. vorab abzufragen, was gewünscht ist. Des Weiteren kann Herausforderndes Verhalten auch durch unzureichende Bindungserfahrungen in der Kindheit entstanden sein, »(…) die den Aufbau von Urvertrauen und positiver, intrinsischer Motivation, die Entwicklung des psychosozialen Verhaltens sowie des Selbstkonzept beeinträchtigen.« (Theunissen 2017, 8)

Eltern von Kindern mit Beeinträchtigungen haben gelegentlich das Problem mit ihnen in eine soziale, in eine passende Interaktion zu treten, so dass sie durch die Ambivalenz ihrer Handlungen, wie z. B. das genervte Augenrollen, wenn das Kind schreit oder das Nichtbeachten, bei den Kindern Verunsicherungen provozieren. Hier fehlt dann das Urvertrauen oder die Sicherheit, dass die Person, die begleitet, nichts Böses im Sinn hat.

Auf der anderen Seite gibt es aber auch Eltern, die ihr Kind überbehüten. Eine Überbehütung und Überversorgung, »(…) die unnötige Abhängigkeit (…) erzeugt, Lernchancen verringert, egoistisch-selbstbezügliche Erwartungshaltung begünstigt, Möglichkeiten der Selbstbestimmung blockiert und die Identitätsentwicklung beeinträchtigt« (Theunissen 2017, 8). Dieses kann bei einer Untersuchung problematisch werden, weil die Eltern nicht von der Seite ihres Kindes weichen, auch wenn dieses schon längst erwachsen ist. Hilfreich in solchen Situationen kann es sein, die Eltern aus der Situation heraus zu begleiten, damit einer Diagnostik oder Behandlung nichts im Wege steht.

Ebenso können die Bedingungen in Organisationen ausschlaggebend für Herausforderndes Verhalten sein. Durch Fremdbestimmung, Bevormundung und paternalistische Betreuung kann es zu einer erlernten Fügsamkeit, Hilflosigkeit und Bedürfnislosigkeit kommen (vgl. Theunissen 2017, 8).

Hinzu kommen wiederholte Negativerfahrungen wie Entwertung, Ablehnung, Feindseligkeit oder Unerwünschtsein. Daraus können Zorn, Widerstand, vorgetäuschte Überanpassung, sozialer Rückzug oder psychopathologische Symptombildung entstehen. Das oben skizzierte Beispiel der Blutabnahme zeigt, dass die Person panisch reagiert hat und in Zukunft die Klinik wahrscheinlich negativ konnotiert wahrnehmen wird. Oder vielleicht gab es auch schon einmal solche Blutabnahmen und die Person wird diese immer wieder als (traumatisierende) negative Erfahrungen abspeichern.

Mögliche Verhaltensmuster von Herausforderndem Verhalten können sein:

- Von der Aktivität zur Aggression, also sich mit körperlicher Kraft aus der Situation entfernen (wollen). Gelingt das nicht, kann es zu aggressiven Reaktionen kommen.
- Von der Distanz zur Flucht, also der Versuch, sich erst einmal von der Situation zu distanzieren. Gelingt er nicht, kann es zu einer »kopflosen« Flucht kommen.
- Von der Ablenkung zur Isolation, sich also an einen inneren Ort der Sicherheit bringen; gelingt dieses nicht, kommt es einer Isolation gleich, die es zwar zulässt, »(…) die verunsichernde Situation auszuhalten, jedoch nicht, sie zu bewältigen.« (Leitner 2013, 27f)

Anhand des Beispiels der Blutabnahme bedeutet das: Die Person versucht aktiv aus der Situation herauszukommen, in dem sie den Arm wegzieht. Als das nicht gelingt, wird sie fremdaggressiv. Aber: eigentlich möchte die Person ja nur aus der Situation heraus. Der Fokus liegt NICHT darauf, dass das Umfeld verletzt werden soll.

Wenn die Person sich zunächst von der Situation distanziert, also einen Schritt zurück geht, ausweicht, sich die Augen zuhält o. ä., hiermit jedoch auch nicht aus der Situation herauskommt, kann es zu einer kopflosen Flucht kommen.

Das Problematische bei der Isolation als Reaktion ist folgendes: gelingt es der Person nicht, sich abzulenken, z. B. durch Schaukeln des Körpers als Mechanismus zur Beruhigung, isoliert sie sich so möglicherweise von der Umwelt, was – in wiederkehrenden Fällen – traumatisierend werden kann.

In Situationen, in denen Herausforderndes Verhalten auftritt gilt es grundsätzlich Folgendes zu beachten:
Machen Sie ein Schritt zurück, bewahren sie Ruhe. Es sollten auch immer die eigenen Normen, Werte, Erwartungen hinterfragt werden, also:

- Warum fühle ich mich gerade angegriffen?
- Ist meine Wertvorstellung auch die des Gegenübers?

Spucken kann auch durch eine unsichere Situation provoziert werden. In der Gesellschaft wird das als Demütigung angesehen. Die Person, die aber in einer unsicheren Situation spuckt, möchte oftmals auf ihre Verunsicherung hinweisen und nicht demütigen. Somit ist es auch wichtig, den (eigenen) blinden Fleck zu suchen und möglichst zu erkennen – um sich selbst zu reflektieren. Das Verhalten sollte NICHT unterdrückt werden, so dass die Situation sich hierdurch verschlimmern könnte oder eine andere, evtl. noch herausfordernde/intensivere Verhaltensweise entsteht. In solchen Fällen ist es sinnvoll mit der Assistenz Rücksprache zu halten. Gibt es keinen Weg, die Situation zu entschärfen und die Nerven liegen in der Tat blank: Hilfe holen!

Ganz wichtig ist aber: In der Regel sind die Verhaltensweisen nicht persönlich gemeint, sondern Ausdruck einer Verunsicherung, Aufforderung und Hinweise auf das Befinden des und der jeweils Handelnden.

> »Ein auffälliges Verhalten ist häufig eine spezifische Anpassungsstrategie des Menschen (mit Behinderung), um auf seine Bedürfnisse aufmerksam zu machen (= Kommunikation) oder die alltäglichen Stresssituationen zu bewältigen (= Lösung).« (Panfilova, 2017, 31)

Ein kleiner Denkanstoß zum Schluss:

- Bei komplexen Beeinträchtigungen nennen wir es Herausforderndes Verhalten.
- Bei leichten Beeinträchtigungen emotionale und psychische Probleme.
- Bei uns ist es eine Reaktion auf stressige Situationen.

3.3 Barrierefreiheit und Universelles Design

Barrierefreiheit

Grundlegend kann festgestellt werden, dass der Begriff der Barriere im Rahmen des gegenwärtigen Verständnisses von Beeinträchtigung oder Behinderung mit der UN-Behindertenrechtskonvention, sowie mit der Internationalen Klassifikation der Funktionsfähigkeit von Behinderung und Gesundheit eng verbunden ist (vgl. Schäfers/Welti 2021, 7). So enthält bereits der Art. 1 der UN-Behindertenrechtskonvention eindeutige Bezugnahmen zum Begriff der Barriere:

> »Zu den Menschen mit Behinderungen zählen Menschen, die langfristige körperliche, seelische, geistige oder Sinnesschädigungen haben, welche sie in der Wechselwirkung mit verschiedenen Barrieren an der vollen, wirksamen und gleichberechtigten Teilhabe an der Gesellschaft hindern können.«

Dennoch muss konkreter geklärt werden, um was es sich bei einer Barriere handelt. In einem ersten Schritt kann hierzu ausgesagt werden, dass diese Barrieren baulicher Natur sein können. Sie entstehen aber vielfach auch in den Köpfen der möglichen Beteiligten, so dass eine Bewusstwerdung der Entstehungsbedingung von Barrieren mindestens genauso zentral und relevant ist, wie die Veränderung faktischer Barrieren, wie z. B. in baulicher Hinsicht.

> Wie ist der Begriff der Barrierefreiheit nun juristisch zu beschreiben?

Es ist hierbei davon auszugehen, dass die rechtswissenschaftliche Sicht auf die Begriffe der Barriere und Barrierefreiheit immer auch interdisziplinär ausgerichtet sein muss (vgl. Welti 2021, 9–10). Darüber hinaus ist die Barrierefreiheit seit dem Jahr 2016 in § 4 BGG grundlegend definiert:

»Barrierefrei sind bauliche und sonstige Anlagen, Verkehrsmittel, technische Gebrauchsgegenstände, Systeme und Informationsverarbeitung, akustische und visuelle Informationsquellen und Kommunikationseinrichtungen sowie andere gestaltete Lebensbereiche, wenn sie für Menschen mit Behinderung in der allgemein üblichen Weise, ohne besondere Erschwernisse und grundsätzlich ohne fremde Hilfe auffindbar, zugänglich und nutzbar sind. Hierbei ist die Nutzung behinderungsbedingter Hilfsmittel zulässig.«

Hierbei wird deutlich, dass sich die Barrierefreiheit auf dem Hintergrund dieses § 4 BGG

»…sicherlich nicht auf die Gesamtheit der einstellungs- und umweltbedingten Barrieren im Sinne von § 3 BGG (bezieht). Es erscheint plausibel, dass die einstellungsbedingten Barrieren, verstanden als solche, die sich aus Einstellungen und Verhalten von Menschen ergeben, Gegenstand von Benachteiligungsverboten in § 7 BGB und 1 AGG sind, während die Barrierefreiheit des § 4 BGG sich auf gestaltbare umweltbedingte Barrieren bezieht.« (Welti 2021, 12–13)

Ein zentraler und weiterer Punkt ist also der Begriff der Zugänglichkeit, so wie er von der UN-Generalversammlung in der UN-BRK beschrieben worden ist: In Art. 3.11 wird diese Zugänglichkeit (im engl. Accessibility) als ein zentraler Grundsatz dieser Konvention bestimmt und benannt. Art. 9 der UN-BRK geht intensiver auf diese Zugänglichkeit ein. Hierzu Welti ausführlich:

»Dort heißt es, dass die Vertragsstaaten um Menschen mit Behinderung eine unabhängige Lebensführung und die volle Teilhabe in allen Lebensbereichen zu ermöglichen, geeignete Maßnahmen treffen, mit dem Ziel, für Menschen mit Behinderungen gleichberechtigten Zugang zur physischen Umwelt, zu Transportmitteln, Information und Kommunikation sowie zu anderen Einrichtungen und Diensten, die der Öffentlichkeit offenstehen und für sie bereitgestellt werden, zu gewährleisten. Diese Maßnahmen schließen die Feststellung und Beseitigung von Zugangshindernissen und -barrieren ein und gelten unter anderem für Gebäude, Straßen, Transportmittel sowie andere Einrichtungen einschließlich Schulen, Wohnhäuser, medizinische Einrichtungen und Arbeitsstätten, Informations-, und Kommunikations- und andere Dienste (…).« (Welti 2021, 13)

An dieser Stelle wird schon deutlich darauf verwiesen, dass diese Zugänglichkeit für alle Formen von Organisationen gilt – also nicht nur bei den Einrichtungen der Eingliederungshilfe, sondern auch bei medizinischen Einrichtungen wie z. B. Kliniken und Krankenhäusern. Mit Welti kann weiter darauf eingegangen werden, dass diese Definition von Barrierefreiheit in § 4 des Behindertengleichstellungsgesetzes (BGG) und den weiteren Landesgesetzen, die darauf aufbauen, noch längst kein Recht und keine Pflicht folgt. Dennoch legt diese Barrierefreiheit einen Ausgangspunkt für ein erweitertes Verständnis von Barrieren und Barrierefreiheiten in weiteren Normen, die genau darauf Bezug nehmen und hierdurch ermöglichen, den Abbau von Barrieren zum Gegenstand eines individuellen Benachteiligungsschutzes zu machen (vgl. Welti 2021, 16).

Des Weiteren kann ausgeführt werden, dass sich Barrierefreiheit als subjektives Recht verstehen lässt:

> »Die Beseitigung von Barrieren, die Menschen mit Behinderungen unmittelbar beeinträchtigen, ist ein Recht auf angemessene Vorkehrungen.« (Welti 2021, 18)

Basierend auf Welti kann somit davon ausgegangen werden, dass die Durchsetzung objektiver Rechtsthemen in der aktuellen Gesellschaft häufig defizitär bleibt, gerade dann, wenn Menschen davon betroffen sind, die eher einen relativ gering ausgeprägten Zugang zu ökonomischen Ressourcen und zu Bildungsprozessen haben (vgl. Welti 2012, 17). Auf diesem Hintergrund ist immer die subjektive Situation der betroffenen Menschen in den Blickpunkt zu nehmen, so dass die persönliche Betroffenheit und die Angemessenheit dieser Barrierefreiheit diskutiert und im besten Falle umgesetzt werden müssen. Barrierefreiheit ist somit nicht gegeben, sondern immer aufgegeben und muss konsequent aktualisiert werden. Dieses bezieht sich auch auf die juristischen Begründungen von Barrierefreiheit, welche aktuell noch äußerst überschaubar und wenig differenziert gestaltet sind (vgl. Welti 2012, 20–21).

Sowohl juristisch als auch pragmatisch und methodologisch-konzeptuell sind Barrieren somit immer auch auf das sehr konkrete Verhältnis zwischen Personen und Gesellschaft ausgerichtet. Diese, wie aber auch das Prinzip der Zugänglichkeit sind daher

> »(…) konkret an den individuellen Lebensmöglichkeiten innerhalb der jeweiligen gesellschaftlichen Bedingungen und der Beachtung von Zeit und Ort (ausgerichtet).« (Hirschberg 2021, 23)

Es müssen infolgedessen vor dem Hintergrund der Konkretisierung von Zugänglichkeit und Barrierefreiheit die Fragen nach den konkreten Barrieren bzw. nach den Abbauprozessen dieser Barrieren gestellt und konkret beantwortet werden.

> »Ziel ist es, sie (die Barrieren; IH/HG) zu erkennen und so zu verringern oder vollständig aufzulösen, dass Menschen mit unterschiedlichen Beeinträchtigungen an der Gesellschaft teilhaben können.« (Hirschberg 2021, 23)

Vor diesem argumentativen Hintergrund ist dann das Thema der Beeinträchtigung von Menschen als eines zu diskutieren, welches immer die Kontextbedingungen dieser Beeinträchtigungen fokussiert und somit die jeweiligen Umwelten, also auch die kulturellen und die gesellschaftlichen Umfassungen, intensiv zu berücksichtigen hat. Mehr noch:

> »Darüber hinaus variiert es, sich krank zu fühlen mit Gender, Klasse, Identität, Alter und Religion sowie mit weniger offensichtlichen Faktoren wie der Unterstützung von Familienmitgliedern oder Freunden (…). Daher ist von einer individuellen Verkörperung des gesellschaftlichen Phänomens Behinderung zu sprechen: (Chronische) Erkrankungen und Behinderungen sind, ebenso wie Gesundheit und Funktionsfähigkeit, jeweils individuell verkörpert, was auch für den Gesundheitszustand der Gesellschaft bedeutsam ist (…).« (Hirschberg 2021, 23–24)

Es geht somit also darum, den Begriff der Barrierefreiheit in Bezug auf die gesamte Situation eines Menschen in einem jeweiligen Kontext und Sozialraum zu fokussieren und dafür zu sorgen, dass genau in diesem Barrierefreiheit und Zugänglichkeit gestaltet und gelebt werden können.

Damit Barrieren als gesellschaftliche Hindernisse betrachtet und aufgelöst werden, erscheint es in hohem Maße notwendig zu sein, diese umfassende Wahrnehmung von Barrieren zu konturieren und in die Planungsprozesse einzubeziehen.

Auf diesem Hintergrund ist es zudem notwendig das universelle Design in den Blick zu nehmen. Dieses Konzept wurde im Jahr 1985 vom Architekten Ronald L. Mace entwickelt. Auf dem Hintergrund der Zunahme des sozialen Modells von Behinderung (schon in diesen Jahren) entwickelte er ein Modell, in dem Zugänglichkeit, Inklusion und rechtegemäße Teilhabe aller Menschen konkretisiert wurden.

> »Anstatt Menschen mit Behinderung auszuschließen oder spezifische, sogar stigmatisierende Produkte oder Dienstleistungen für sie zu schaffen, sollte Behinderung als ›normale Lebensbedingung‹ betrachtet werden, die bei allem, was entworfen oder produziert wird, berücksichtigt werden sollte (…).« (Meier-Popa & Salamin 2020, 11)

Zentral in der Umsetzung des universellen Designs in Bezug auf die Barrierefreiheit und Zugänglichkeit ist also nicht mehr die Beseitigung von Diskriminierung, sondern die Entwicklung von Konzepten und Modellen, die generell die Entstehung von Diskriminierung vermeiden. »Mit anderen Worten: Es ist notwendig, für die Mehrheit zu entwerfen, während die Minderheit einbezogen wird (…).« (Meier-Popa & Salamin 2020, 12).

Auf diesem Hintergrund sind sieben Prinzipien entwickelt worden, und zwar im Center for Universal Design im Jahr 1997, welche in jedweder Form der Gestaltung von Produkten und Dienstleistungen – und somit auch in den hierbei bedeutsamen Handlungsvollzügen in Krankenhäusern – einzubringen sind:

- die gleiche Nutzung,
- die Flexibilität der Nutzung,
- die einfache und intuitive Benutzung,
- wahrnehmbare Informationen,
- die Fehlertoleranz,
- eine minimale körperliche Anstrengung sowie
- Größe und Freiraum für Annäherung und Benutzung.

Barrieren sind somit immer umweltorientiert wahrzunehmen und schon in der Planungsphase von Gebäuden und Organisationen zu berücksichtigen. Mit Hirschberg kann zu diesem Thema bilanziert werden, dass Barrieren

> »…als Hindernisse des öffentlichen (und auch privaten) Raums und damit als Hindernisse der Gesellschaft zu begreifen (sind). Die Verpflichtung, Barrieren erst gar nicht entstehen zu lassen, bzw. sie abzubauen und hierbei auch die Prinzipien universellen Designs umzusetzen, kommt der deutsche Staat bisher nur ungenügend (…) nach« (Hirschberg 2021, 32).

Das Arbeitsumfeld und die konkrete Arbeitsumgebung aller hierin einbezogenen Menschen ist somit (politisch und planungstechnisch) in einer Art und Weise zu realisieren, dass sie hinsichtlich ihrer Eigenschaften und Fähigkeiten (völlig unabhängig davon, welche Einschränkungen sie haben) optimal unterstützt werden und somit eine optimale Arbeitsleistung und Arbeitsgestaltung realisieren können (vgl. Sträter 2021, 38). Auf diesem Hintergrund dieser Form von Arbeits(platz)gestaltung sind auch aus ergonomischer Sicht drei zentrale Aspekte zu benennen:

- »die Heterogenität unterschiedlicher funktionaler Einschränkungen, die in der Arbeitsgestaltung zu berücksichtigen sind,

- die Passung von Tätigkeiten funktionalen Eigenschaften der Person und
- eine wirksame Gestaltung und Implementierung von Gestaltungslösungen« (Sträter 2021, 38).

Damit eine kontinuierliche Barrierefreiheit gelingen kann, ist des Weiteren aber auch ein ökologisch-psychologisches und empirisch basiertes Verständnis von Barrierefreiheit notwendig (vgl. hierzu ausführlich: Dieckmann 2021, 53–66). Auf dieser Basis sind die unterschiedlichen Arten von Barrieren empirisch zu erfassen, auszuwerten, zu diskutieren und im Hinblick auf eine Veränderung gesellschaftlicher und organisationeller Strukturen zu interpretieren und zu modifizieren. Auf dem Hintergrund des Konzeptes der sog. Behavioursettings (welches ganz konkrete Umwelten erforscht und bezeichnet, in welchen immer wieder ähnliche Verhaltensweisen gezeigt werden, wie z. B. in Schulen, in der Kirche oder in Einrichtungen der sog. Eingliederungshilfe) kann festgestellt werden, dass hierbei unterschiedliche Arten von Barrieren in den Blickpunkt geraten: So z. B. die Barrieren der Zugänglichkeit von Behavioursettings, die Barrieren für die Beteiligung am diesbezüglichen Geschehen, sowie Barrieren, die die Veränderung von Behavioursettings betreffen. Alle diese Barrieren sind bei der Planung und Gestaltung sowie bei der Umsetzung des universellen Designs konkret zu berücksichtigen (vgl. Dieckmann 2021, 58). Es ist somit eine konsequente und konsistente Barrierefreiheit in allen Organisationen anzustreben und umzusetzen. Diese spannt sich zwischen der Zugänglichkeit einer Allgemeinversorgung und der Notwendigkeit besonderer Einrichtungen (wie z. B. Kindertagesstätten, Wohnformen und Krankenhäuser). Hierbei ist es bedeutsam, darauf hinzuweisen, dass eine Barrierefreiheit sich nicht nur auf die jeweiligen baulichen Gegebenheiten bezieht, sondern viel grundlegender bei der Wahrnehmung von Sprache und bei der umfassenden Wahrnehmung von Menschen mit Beeinträchtigungen in allen Lebens- und Sozialräumen beginnen muss.

Beispiele und Aufgaben

1. Welche räumlichen und/oder baulichen Barrieren nehmen Sie in dem Arbeitsfeld, in dem Sie tätig sind, wahr? Wier könnten diese entstanden sein? Gibt es Möglichkeiten diese zu verändern?
2. Welche Barrieren entstehen in der Organisation, in der Sie tätig sind, möglicherweise durch Vorurteile, Vorannahmen und/oder Unkenntnissen? Wie können diese Barrieren modifiziert werden?
3. Setzen Sie die sieben Prinzipien, die vom Center for Universal Design im Jahr 1997 entwickelt worden sind, für Ihre Organisation um. Welche Prinzipien sind recht einfach, welche eher schwieriger zu realisieren? Warum ist das möglicherweise so?

Universelles Design

Die architektonische Gestaltung sollte dem Grundgedanken der UN-Behindertenrechtskonvention des »Universellen Designs« folgen. Dieses bedeutet, laut Art. 2 der Konvention,

> »(...) ein Design von Produkten, Umfeldern, Programmen und Dienstleistungen in der Weise, dass sie von allen Menschen möglichst weitgehend ohne eine Anpassung oder ein spezielles Design genutzt werden können. ›Universelles Design‹ schließt Hilfsmittel für bestimmte Gruppen von Menschen mit Behinderungen, soweit sie benötigt werden, nicht aus.«

D. h., dass also nicht nur die architektonische Gestaltung fokussiert wird, sondern auch Themen wie: Farben, Geräusche, Kommunikationsmittel, etc.

Dieses bedeutet im Einzelnen folgendes:

1. *Elektronische Begrüßungen/Kommunikation*
   In allen zentralen und dezentralen Eingangsbereichen der Klinik muss eine Begrüßung, sowie eine erste Information über die Strukturen, die Aufgaben, sowie die Wege der Klinik erfolgen. Dieses kann über ein elektronisch gestütztes (evtl. via Tablet installiertes oder eine App unterstütztes) Informationsboard erfolgen. Dieses muss im Rahmen des Universellen Designs für alle Menschen (mit allen möglichen Ausprägungen von Beeinträchtigungen; also: Sinnes-, Körper- und kognitiven Beeinträchtigungen, Migrationsgeschichte und Alter) problemlos und selbsterklärend nutzbar sein – hierdurch kann auch evtl. der Pfortendienst der Klinik entlastet werden. Diese Informationsterminals können auch als mögliche Auskunftsportale dienen (so z. B. indem sie auf die kürzesten Wege zu bestimmten Stationsbereichen, zu Wartezeiten, zu Ansprechpersonen etc. Auskunft erteilen).

Hiermit eng vernetzt ist ein zweites Element:

2. *Kommunikationsoptionen für alle Beeinträchtigungen*
   In allen Informations- und Kommunikationsbereichen (also den oben skizzierten Begrüßungsportalen, den Eingangsbereichen in den jeweiligen Teilkliniken und Stationen, den Beschilderungen der Zimmer etc.), müssen die jeweiligen Mitteilungen und Hinweise in allen beeinträchtigungsrelevanten Formen abrufbar sein. Das bedeutet, dass diese z. B. in Brailleschrift wiedergegeben, vorgelesenen und in Leichter Sprache, sowie mit der Unterstützung von Piktogrammen/Symbolen präsentiert werden.
   Diese Form der Kommunikationselemente soll auch bei den Informationen für die Patientinnen und Patienten, sowie deren Angehörigen (wie z. B. bei den Informationen zu Operationen) beibehalten werden.
   Zu diesem Themenbereich kann auch eine App entwickelt werden, welche diese Information in einem universellen Design weiterzugeben in der Lage ist. Diese App kann dann von den Patientinnen und Patienten, sowie deren Angehörigen auf das jeweilige Handy oder Tablet geladen werden.

3. *Farbkonzept der Klinik*
   Das gesamte Farbkonzept der Klinik soll konsequent farbpsychologisch begründet sein. Zudem ist darauf zu achten, dass mit starken Kontrasten gearbeitet wird, vor allem in den Klinik- und Stationsbereichen, in welchen möglicherweise gehäuft mit Menschen mit Beeinträchtigungen gerechnet werden muss (wie z. B. in der Gerontologie und der Psychiatrie). Hier sollte zudem auf die Demenzsensibilität geachtet werden
4. *Wandfarben und Türen*
   Eine spezifische Thematik des Farbkonzeptes stellt der Unterschied zwischen den Wandfarben (der Flure, aber auch der Stationszimmer) und den Türen dar: die Türen müssten in einem deutlich abgestuften farblichen Kontrast gestaltet werden, so dass diese von den Menschen mit (Sinnes- und kognitiven) Beeinträchtigungen problemlos wahrgenommen werden können.
   Umgekehrt verhält es sich evtl. im Bereich der Geriatrie und Gerontologie, in welchem bei Demenzpatienten ein möglicherweise gegenteiliges Konzept realisiert werden muss – beide Konzeptansätze müssten jedoch mit dem gesamten Farbkonzept der Klinik in Einklang stehen.
5. *Akustisches Konzept und Lichtkonzept*
   Die Raumakustik in den einzelnen, sehr unterschiedlichen Bereichen der Klinik muss ebenfalls dem Universellen Design folgen. Dieses bedeutet, dass die Nachhallzeit in den Operationssälen und den Behandlungsräumen möglicherweise anders gestaltet werden muss, als diejenige in den einzelnen Krankenzimmern: Sind in den Operationssälen und Behandlungsräumen die Wiedergabe und Aufnahme von Sprache, also somit das Gespräch, relevant, so dass hier evtl. eine kurze Nachhallzeit gestaltet werden muss, so ist in den Krankenzimmern, aufgrund der Doppelbelegung und anderer Spezifika, möglicherweise eine längere Nachhallzeit sinnvoller.
   Die zentralen Inhalte des akustischen Konzeptes sind zudem mit denjenigen des Farbkonzeptes abzugleichen, so dass es nicht zu Irritationen in der synergetischen Wahrnehmung dieser beiden Felder kommt (wie dieses möglicherweise bei Menschen mit Wahrnehmungsverarbeitungsstörungen oder Störungen aus dem Autismus-Spektrum der Fall sein kann).
   Ähnliches ist auch für das Lichtkonzept zu bedenken: da bei bestimmten Beeinträchtigungen bestimmte Lichtsignale behindernd wirken können, sollte in jeder Station mindestens ein Zimmer in der Form gestaltet sein, dass eine individuelle Beleuchtungssituation geschaffen werden kann. Gleiches gilt auch für die ärztlichen Untersuchungszimmer.
6. *Wegeführung*
   Das Konzept der Wegeführung hat ebenfalls den Grundannahmen des Universellen Designs zu folgen. Dieses bedeutet, dass die Symbole, die Kennzeichnungen und die elektronischen, sowie graphischen Gestaltungen hierzu eindeutig, kontrastreich und ebenfalls für alle Patientinnen und Patienten, sowie deren Angehörige, nutzbar sein müssen.
7. *Leichte Sprache in den Formularen*
   Alle Formulare, welche die Klinik verwendet, sollten auch barrierefrei und niederschwellig (z. B. in Leichter Sprache, durch Bildermappen) verfügbar sein.

Zudem müssten diese auch im Universellen Design gestaltet werden und für viele Menschen mit und ohne Beeinträchtigung ohne große Adaption passend, bzw. anpassbar sind.

8. *Barrierefreier Aufbau und Gestaltung der Homepage*
   Die Homepage der Klinik sollte konsequent barrierefrei und auch nach den Prinzipien des Universalen Designs gestaltet sein. Dieses bedeutet, dass die Inhalte in allen Formaten (Brailleschrift, vorgelesen, Leichte Sprache) verfügbar sein sollten. Zudem kann eine Verknüpfung mit einer App und der Homepage erfolgen.

9. *Spezifische (bauliche und konzeptionelle) Ausgestaltung bestimmter Stationen und Zimmer*
   Für bestimmte Stationen, wie z. B. für die Geburtshilfe, die Pädiatrie, die Geriatrie und die Psychiatrie, müssten spezifische Kommunikations-, Farb- und Akustikkonzepte entwickelt werden. Diese sind abhängig von den möglicherweise zu erwartenden spezifischen Beeinträchtigungen – so könnten in der Pädiatrie viele Kinder mit kognitiven und Sinnesbeeinträchtigungen, sowie Störungen aus dem Autismus-Spektrum begleitet werden; in der Geriatrie sind die Stationen im Hinblick auf desorientierte Patientinnen und Patienten zu gestalten. Zudem können die Grünanlagen der Klinik – oder Teile derselben – im Hinblick auf Patienten mit Demenz oder Bewegungsbedarfe gestaltet werden.
   In diesen Kontext der spezifischen Ausgestaltung(en) gehört auch eine barrierefreie Badezimmerkonzeption, so dass die Patientinnen und Patienten bspw. das Waschbecken selbständig bedienen können, so z. B. durch Sensoren oder Fußtaster.

10. *Coaching der Ärzte und Pflegekräfte*
    So früh wie möglich sollten die Ärzte und Pflegekräfte in den Prozess der Gestaltung der Arbeitsfelder und Stationen eingebunden werden. Zudem erscheint ein Coachingprozess im Hinblick auf spezifische Beeinträchtigungen im Vorfeld wichtig zu sein.

11. *Partizipation von Menschen mit Beeinträchtigungen*
    Diese sollten frühestmöglich in der Planung in Bezug auf das Universelle Design in alle Planungsprozesse einbezogen werden. Sie sind die eigentlichen Experten in eigener Sache, so dass ihre Meinung zu allen Fragen der Gestaltung gehört und wertgeschätzt werden sollte.

12. *Heilpädagogische Begleitung des Prozesses während der Planung und Realisierung*
    Während des gesamten Prozesses der Planung und Realisierung ist es notwendig, dass eine heilpädagogische Begleitung in Kliniken vertreten ist, um ressourcenschonend mögliche Prozesse der Nachjustierung der einzelnen Themenfelder im Sinne des universellen Design vorzunehmen.

Beispiele und Aufgaben

1. In welchen Bereichen/Handlungsfeldern erleben Sie schon das Universelle Design? Wie weit ist es in diesen Feldern konsequent verwirklicht?

2. Verknüpfen Sie das Universelles Design mit dem Thema der Inklusion und Teilhabe: Wie und wodurch kann es sowohl für Mitarbeitende in Kliniken als auch für Menschen mit Beeinträchtigungen von Vorteil sein?

3.4 Finanzierungs- und Abrechnungsmöglichkeiten

Betrachtet man nun das medizinische Konstrukt eines nicht beeinträchtigten Menschen, geht dieses von einem gesunden und nicht-behinderten Körper, bzw. einer solchen Psyche aus. Aus medizinischer Sicht wird Behinderung als direktes Resultat einer physischen, psychischen und/oder geistigen Schädigung angesehen, die aufgrund einer Verletzung oder Krankheit entstanden ist. Das Ziel ist es, eine Beeinträchtigung mit medizinisch-therapeutischen und/oder pädagogischen Interventionen zu beseitigen, zu korrigieren und/oder zu reduzieren.

> »Hierbei wird der vermeintlich nichtbehinderte Mensch als Norm gesetzt, an der der Erfolg und Misserfolg medizinischer Bemühungen gemessen werden.« (Hermes 2006, 16)

Behinderung ist demnach (scheinbar) ein objektiv beschreibbares, negatives Wesensmerkmal einer Person, in dem Stärken und Ressourcen nicht beachtet werden, was einen Umgang erschwert, da nicht das Subjekt, sondern die Behinderung in den Fokus rückt. Durch die Privatisierung der Krankenhäuser wird die Objektivierung nicht nur bei Menschen mit Beeinträchtigungen bemängelt, der Patient hat keinen Namen mehr, sondern wird durch eine Diagnose bezeichnet, z. B.: Der Blinddarm auf Zimmer 23. Diese Diagnose wird mit Zugrundelegung der Fallpauschalen des a-DRGS berechenbar gemacht. Hierbei spielt es keine Rolle, ob die Versorgung individuell und adäquat auf die Person angepasst wurde. Hier liegt das Wirtschaftlichkeitsgebot zugrunde in dem der Patient *berechenbar* und abrechenbar gemacht wird:

> »(1) Die Leistungen müssen ausreichend, zweckmäßig und wirtschaftlich sein; sie dürfen das Maß des Notwendigen nicht überschreiten. Leistungen, die nicht notwendig oder unwirtschaftlich sind, können Versicherte nicht beanspruchen, dürfen die Leistungserbringer nicht bewirken und die Krankenkassen nicht bewilligen.« (§12 SGB V)

Finanzierung Kliniken

Vielen Kliniken weisen Instandhaltungsrückstände auf, da vor der Einführung der dualen Finanzierung die angestrebte Höchstnutzungsdauer von 50–70 Jahre überschritten werden musste und somit erhebliche Instandhaltungsrückstände aufweisen. Die Neubauten aus den 1970–80er Jahren erfüllen bis heute nicht oder in geringem Masse die Barrierefreiheit nach DIN 1804.

Um die medizinische Versorgung zu verbessern, wurde das Institut für das Entgeltsystem im Krankenhaus (InEK) 2001 von den Spitzenverbänden der Krankenkassen, der deutschen Krankenhausgesellschaft (DKG) und dem Verband der privaten Krankenversicherung (PKV) gegründet. Es soll zuständig sein, für Entwicklung, Pflege, Verbesserung und Umsetzung des DRG-Systems. Hieraus entwickelt und pflegt es das aG-DRG-System und wir auch hiervon finanziert (vgl. reimbursement.institute).

Weitere Tätigkeitsfelder werden in zwei Kategorien unterteilt: Medizin und Ökonomie.
Der Medizinische Bereich ist zuständig für:

- die Fall-Definition (neuer) DRG-Fallgruppen, Pflege der Basis-Fallgruppen, Pflege des Schweregradsystems,
- die Entwicklung von Kodierrichtlinien,
- die Erarbeitung eines DRG-Fallpauschalenkatalogs als geltender Abrechnungskatalog,
- die Unterstützung anderer Institutionen und Organisationen, sowie anderer Staaten bei der Implementierung eines pauschalierenden Entgeltsystems.

Die Ökonomie beinhaltet:

- die Kalkulation von Relativgewichten, sowie DRG-Zuschlägen und DRG-Abschlägen,
- die Pflege des G-DRG-Systems und des PEPP-Entgeltsystems,
- die Kalkulation von Investitionsbewertungsrelationen (vgl. reimbursement.institute).

Diagnosis Related Group (DRG)

Die (aG-)DRG war ursprünglich als duales Finanzierungsgesetz nach dem Instandhaltungsstau in den deutschen Krankenhäusern gedacht, welches eine Adaption aus dem australischen AR-DRG ist. Hier gilt es zu bedenken, dass die australische Ausgangslage sowohl in politischer als auch gesellschaftlich-medizinischer Hinsicht ungleich zu der deutschen zu sehen ist. Die (deutsche) DRG sollte Personalkosten, Sachkosten und Infrastrukturkosten abendecken, eine Länderfinanzierung sollte für die Investitionskosten zuständig sein. Da die Länder sich nicht an dem Finanzierungskonzept beteiligten, entstand der erwähnte Investitionsstau, welchem zufolge die Zweckentfremdung des Erlöses zu Lasten der Pflege entstand, woraufhin am 01.01.2020 das Personal-Stärkungsgesetz (PpSG) in § 17 g Abs. 4 Satz 1 KHG verankert wurde, um die Kosten in der Pflege zu verbessern.

Die DRG wird zur Begrenzung der Zahlungen durch die gesetzlichen Krankenkassen eingesetzt – kritisch zu sehen ist, dass die Ermittlung der Fallpauschalen durch einen von der DRG Group entwickelten Algorithmus erfolgt, welcher zur Deckung von Personalkosten, Material sowie kleinen Anlagegütern für einen »Wirtschaftsbetrieb« generiert wurde und von DIMDI verwaltet wird. Dieser soll die Kosten für drei Jahre decken. Zu den Kriterien gehören beispielsweise individuelle

Patientendaten, wie: Alter, Gewicht, Beatmungsdauer, Geschlecht. Ebenso gehören hierzu die Haupt- und Nebendiagnosen, wobei in den Nebendiagnosen bei Menschen mit Beeinträchtigungen selten die Art der Beeinträchtigung aufgeführt wird. Weiterhin beinhaltet der Algorithmus die Prozedurverschlüsselung durch Operationen und Prozeduren (OPS) (vgl. reimbursement.institute) – wenngleich der Fehler im DRG-System von Gesundheitsminister Karl Lauterbach benannt wurde und und es sich seit Beginn des Jahres 2024 verändert hat – obwohl diese Veränderung noch nicht in allen Punkten vollzogen worden ist und sich als problematisch darstellt. Hinzu kommt, dass gerade Menschen mit Beeinträchtigungen oftmals eine Versorgung benötigen, die individuell angepasst sein muss. Sie übersteigt im Sinne des Wirtschaftlichkeitsgebotes die ausreichende, zweckmäßige und wirtschaftliche Versorgung und steht somit entgegengesetzt zum Art. 25 der UN-Behindertenrechtskonvention.

Aufgaben

- Setzen Sie sich kritisch mit der ab 2024 eingeführten Abrechnung in Klinken auseinander. Bietet das System eine bessere Versorgung für Menschen mit Beeinträchtigungen? Diskutieren Sie mögliche Vor- und Nachteile dieses neuen Modells.

3.5 Besondere Herausforderungen: Krisen, onkologische Prozesse, Sterbebegleitung, Tod

Im Rahmen der ärztlichen und pflegerischen Tätigkeiten mit Menschen mit Beeinträchtigungen in Krankenhäusern ereignen sich die gleichen oder ähnliche Themen, wie auch bei Menschen ohne Beeinträchtigungen – dennoch sind diese vor dem Hintergrund möglicher behindernder (Kommunikations- und Erlebens-)Bedingungen noch einmal anders zu bewerten. Dieses bezieht sich vor allem auf Krisensituationen, welche durch progrediente Krankheitsprozesse und durch den möglichen Tod der Patienten mit Beeinträchtigung entstehen können.

Vor diesem Hintergrund werden in diesem Kapitel die Themen der Krisen(-begleitung), der onkologischen Prozesse und der Sterbebegleitung und des Todes umrissen:

> Was macht eine Krise generell, bzw. im Krankenhaus aus?

Mit Erika Schuchardt (2022, 33/34) kann zu einer Krise grundsätzlich folgendes ausgesagt werden:

3.5 Besondere Herausforderungen: Krisen, onkologische Prozesse, Sterbebegleitung, Tod

»Geprägt durch Religion, Kultur, Geschichte, Staatsform ‚konstruieren' Europäer meist eine ›be‹-lastende Wirkung, sie erleben »Krise als Gefahr«, als Einbruch, Unsicherheit, Unstetigkeit, Unannehmbarkeit, Ausweglosigkeit; summarisch als Unglück. Demgegenüber ‚konstruieren' Asiaten die ›ent‹-lastende Wirkung, sie preisen »Krise als Chance«, umschrieben mit der Wirkung von Einkehr, Erkenntnis, Umkehr, Neuanfang. Eindrücklich führt uns das die Schreibweise chinesischer Schriftzeichen vor Augen. Die altchinesische Schrift hatte für die Doppelbedeutung der »Krise« nur ein einziges Schriftzeichen, während für die Bedeutungen in der deutschen Sprache zwei Worte – »Gefahr« und »Chance« – erforderlich sind.…. Anzumerken ist, dass auch die etymologische Wurzel des Wortes Krise, nämlich im griechischen Verbum »krinein«, auf die Mehrfachbedeutung ›trennen‹ und ›(unter-)scheiden‹, ›sichten‹, ›auswählen‹ und darüber hinaus ›beurteilen‹, ›entscheiden‹ verweist. Das davon abgeleitete Substantiv »krisis« bedeutet dann entsprechend ›Scheidung‹, ›Entscheidung‹, ›Beurteilung‹, ›Urteil‹, heute dagegen eher abwertend verwandt.«

In diesem längeren Zitat wird deutlich, dass es sich bei der Krise sowohl um ein (Lebens-)Risiko als auch um eine Chance (der Veränderung) handelt. Gerade der »Einbruch« einer schwerwiegenden oder progredienten Erkrankung in das Leben eines Menschen stellt ihn dann vor die Aufgabe, diese Krise als Scheideweg seines Lebens und/oder seiner Wahrnehmung wahr- und ggf. an-zunehmen. Die Behandlung von Menschen mit Beeinträchtigungen sollte somit daran angepasst sein, dass diese »ihre« Krise vielleicht als solche gar nicht wahrnehmen, bzw. dass sie (im anderen Fall) von dieser in der Tiefe ihres Wesens irritiert und verunsichert werden. Die (ärztliche und pflegende) Begleitung einer solchen Erkrankung ist folglich immer auch die Begleitung des ganzen Menschen in seiner Lebensgeschichte. Ob und wie dieser seine Krise erlebt hängt nun auch ganz deutlich von der interdisziplinären Begleitung im Krankenhaus ab: ob und wie sich die einzelnen Professionen hierzu abstimmen und was sie selber für ein Verhältnis zur Krise haben, wird die Bearbeitung der individuellen Krise des Menschen mit Beeinträchtigung sehr deutlich bedingen.

Das Thema des individuellen Krisenmanagements, welches in der jeweiligen Klinik konzeptionell verortet ist, sollte hierbei bewusst und proaktiv von allen Mitarbeitenden wahrgenommen werden.

Immer wiederkehrende Krisenmomente bestehen im Erleben von onkologischen Erkrankungen. Auf diese soll an dieser Stelle ein wenig intensiver eingegangen werden.

Onkologische Prozesse in Klinken, bei denen Menschen mit Beeinträchtigungen betroffen sind, können oftmals komplex sein. Auch Menschen mit Beeinträchtigungen haben das Recht auf einen Patientenverfügung und/oder eine Vorsorgevollmacht. In manchen Organisationen wird hier von einer ethischen Vollmacht in Bezug auf lebenserhaltende Maßnahmen gesprochen, welche mit Betroffenen, Angehörigen, Mitarbeitenden der Organisation und – falls vorhanden – der rechtlichen Betreuung besprochen wird. Allerdings gibt es auch Menschen mit kognitiven Beeinträchtigungen, die in Partnerschaften leben und der Partner oder die Partnerin die Patientenverfügung innehat.

> **Beispiel**
>
> Herr Frei hat eine Ehefrau. Diese hat Krebs im Endstadium. Beide stehen unter rechtlicher Betreuung, allerdings hat jeder seinen eigenen Betreuer. Der Arzt will Frau Frei noch zu einer Chemotherapie überreden. Herr Frei lehnt es für seine Frau ab, und zeigt die Patientenverfügung vor, in der alle Handlungsoptionen und -alternativen definiert und konkret beschrieben sind. Der Arzt geht davon aus, dass das nicht rechtens ist, da er hier einen Einwilligungsvorbehalt ausspricht. Er spricht mit dem rechtlichen Betreuer, welcher aber für Herr Frei zuständig ist und wird aufgeklärt, dass er die falsche Person angesprochen hat. Aber auch der Betreuer von Frau Frei widerspricht dem Ehemann nicht, da es nun einmal so vereinbart wurde.

Weiterhin fehlen zu diesem Themenfeld in den jeweiligen Organisationen oft Aufklärungsmaterialen in Leichter Sprache und/oder Unterstützter Kommunikation. Aber auch eine Aufklärung und Vorbereitung seitens der Eingliederungshilfe (in diesen Einrichtungen, aber auch in Bezug auf die Kooperation und Kommunikation mit Krankenhäusern und Kliniken) ist oftmals nicht sehr professionell gestaltet – in diesem Themenfeld besteht somit noch ein deutlicher (großer) Handlungsbedarf.

Zentral sind des Weiteren die Prozesse der Sterbebegleitung und der Umgang mit dem Tod in Krankenhäusern. In Bezug auf die Begleitung von Menschen mir Beeinträchtigungen kann hierzu folgendes skizziert werden (vgl. Greving/Ondracek 2020, 255–256):

Sterbeprozesse sind in nahezu allen Organisationen, in denen Menschen mit Beeinträchtigung begleitet werden, (noch) sehr tabubelastet – dieses bezieht sich auch auf Kliniken. Das Abschiednehmen von Menschen und die Endgültigkeit des Todes zu akzeptieren, ist in der Tat nicht einfach. Denn: Die (auch ärztlichen und pflegenden) Mitarbeiterinnen und Mitarbeiter werden dadurch indirekt auch mit der eigenen Endlichkeit konfrontiert. Auch wenn dieses im Krankenhaus sehr häufig geschieht, ist das nicht unbedingt eine Tatsache, welcher routiniert begegnet werden kann – oder soll. Mit dem (auch eigenen) Tod klarzukommen ist die Voraussetzung für einen kompetenten Umgang mit der Aufgabe der Sterbebegleitung. Die Sterbebegleitung – ganz gleich, ob jetzt in Krankenhäusern, oder in den Einrichtungen der Eingliederungshilfe, wird in den nächsten Jahren sehr wahrscheinlich immer häufiger zu erfüllen sein, da Menschen mit Beeinträchtigungen dank des medizinischen Fortschritts und guter Alltagsversorgung immer älter werden, wodurch die Anzahl der Sterbefälle in allen sog. Wohneinrichtungen zunehmen wird. Folglich stehen diese Einrichtungen in der Pflicht, eine angemessene Kultur der Sterbebegleitung, des Umgangs mit Verstorbenen und des Trauerns zu entwickeln – und dieses in Kooperation mit den jeweiligen Krankenhäusern. Bei der Gestaltung einer solchen interdisziplinären Konzeption zwischen den Kliniken und den Organisationen der Eingliederungshilfe, kann man sich von Erkenntnissen der Hospizbewegung bzw. der palliativen Medizin inspirieren lassen. Dort bemüht man sich im Kontext von Pflege erfolgreich um Bedingungen und Vorgänge, die ein menschenwürdiges Sterben ermöglichen. Wobei es hierbei selbstverständlich nicht nur

3.5 Besondere Herausforderungen: Krisen, onkologische Prozesse, Sterbebegleitung, Tod

um erwachsene bzw. alte Menschen geht: Sterbebegleitung, Trauern und Abschied sind auch Bestandteil der ärztlichen und pflegerischen Begleitung bei Kindern mit schweren Mehrfachbeeinträchtigungen. Auch die Gruppe der so betroffenen Kinder nimmt zahlenmäßig zu. Diese werden oft schon in einer sehr frühen Phase der Schwangerschaft geboren und die Eltern sind dann mit der Aufgabe konfrontiert, ihr Kind auf einem nur sehr kurzen Lebensweg zu begleiten – ein Lebensweg, welcher sich möglicherweise in weiten Teilen im Krankenhaus ereignet. Aber ganz gleich, ob sich Ärzte, Pflegekräfte, der Soziale Dienst oder Angehörige bei Kindern, Erwachsenen oder alten Menschen mit Beeinträchtigung engagieren – sie werden mit hoher Wahrscheinlichkeit irgendwann vor die Aufgabe der Sterbebegleitung, des Abschieds und des Trauerns gestellt. Folglich müssen sie während ihrer Ausbildung auf eine kompetente Erfüllung dieser Aufgabe vorbereitet sein – diese muss ferner zu einem zentralen Bestandteil der jeweiligen Konzepte der Klinik, resp. der Station werden.

Nicht nur das relevante theoretische Fachwissen und methodische Know-how sind hierbei wichtig: Wie und wodurch die Phasen des Sterbeprozesses wahrgenommen werden, wie darauf reagiert werden kann, mit welchen Möglichkeiten dem Sterbenden ein Umfeld bereitet wird bzw. in welchem der letzte Abschied möglich ist, sind weitere wichtige Lern- und Arbeitsziele. Auch, bzw. vor allem, die eigene Auseinandersetzung mit Prozessen des Abschiednehmens, mit Trauer, mit Trost und mit Weiterleben ist hierbei von wesentlicher Bedeutung. Denn das Mit-Menschliche wird in diesen Grenzbereichen konkret deutlich: Sich menschlich auf den anderen einstellen, von ihm Abschied nehmen und um ihn trauern können, ist nur im konkreten Einzelfall erlebbar. Eine solche Erfahrung muss immer wieder neu, subjektiv und individuell gestaltet werden. Grund genug, die angehenden Ärzte und Pflegekräfte bereits während ihres Studiums und ihrer Berufsausbildung hierauf vorzubereiten.

Aufgaben

1. Wie und wodurch sind Sie in Ihren Arbeitsfeldern mit den Themen der Krisen, der Sterbebegleitung und des Todes in Berührung gekommen?
2. Wie haben Sie hierbei die (möglicherweise interdisziplinäre) Kooperation der unterschiedlichen Handlungsfelder erlebt?
3. Welche Inhalte sind hierbei gut und gelungen bearbeitet worden?
4. Bei welchen gestaltete sich die Umsetzung problematischer?
5. Worin lagen hierbei möglicherweise jeweils die Gründe?

Fazit und weiterführende Hinweise

Wie in dieser kurzen Einleitung in die inter- und transdisziplinäre Arbeit mit Menschen mit Beeinträchtigungen in Krankenhäusern und Kliniken deutlich geworden ist, gibt es eine Menge an Herausforderungen, welche auf die Pflegekräfte und Ärzte auf der einen und auf die Mitarbeitenden der sog. Eingliederungshilfe auf der anderen Seite zukommen: Dieses beginnt in der Wahrnehmung (und hoffentlich Wertschätzung) der unterschiedlichen Organisations- und Arbeitskulturen und -historien, geht über die verschiedenen Sprach- und Kommunikationsmuster der jeweiligen Einrichtungen und Einrichtungstypologien bis hin zum Wissen über Menschen mit Beeinträchtigungen, bzw. Beeinträchtigungen generell.

Notwendig erscheint an dieser Stelle somit ein permanenter und konkreter Austausch der jeweiligen Mitarbeitenden derjenigen Organisationen, welche sich in einer bestimmten, für die Versorgungslage der jeweiligen Bevölkerung zuständigen, Region befinden. Dieser Austausch darf nun nicht dem Zufall und der individuellen Motivationslage der Mitarbeitenden überlassen werden. Vielmehr müssen diese Kooperation und Netzwerkarbeit bewusst von den leitenden Mitarbeiterinnen und Mitarbeitern der jeweiligen Einrichtungen geplant, umgesetzt und evaluiert werden. Neben der Einrichtung einer heilpädagogisch versierten und besetzen Stabsstelle in den Krankenhäusern und Kliniken (neben den schon etablierten Sozialdiensten und NICHT anstelle dieser), welche die konsequente Umsetzung der Inklusion und Teilhabe, sowie die Konkretisierung der Barrierefreiheit (auf allen Ebenen) fokussiert, sind regelmäßige Fort- und Weiterbildungen für die Mitarbeitenden vorzuhalten und umzusetzen, welche sich (mindestens) mit den Inhalten dieses kleinen einführenden Buches in diese Thematik beschäftigen sollten.

Darüber hinaus wäre es bedeutsam und angeraten, wenn sich sowohl alle Berufsgruppen aus dem Gesundheitswesen als auch diejenigen aus der sog. Eingliederungshilfe, mit der Entstehung und den Ausprägungen von Syndromen bei Menschen mit Beeinträchtigungen beschäftigen würden – ein gemeinsamer Wissens(be-)stand hierzu in allen beteiligten Einrichtungen würde sicher dazu beitragen, die gesundheitliche Versorgung dieser Menschen zu verbessern und zu professionalisieren. Die Fort- und Weiterbildungen hierzu – bzw. die Planung und Umsetzung der hierzu notwendigen und weiter oben schon angedeuteten Kooperations- und Netzwerkstrukturen – sollten hierbei gemeinsam vorgenommen werden. Hierzu könnten sowohl die Räumlichkeiten und Ressourcen der Krankenhäuser als auch diejenigen der Organisationen der sog. Eingliederungshilfe (wechselseitig) genutzt werden.

Hinzu kommt, dass die Fort- und Weiterbildungen immer auf die betroffenen Personen ausgerichtet sein sollten und diese auch an den Prozessen partizipativ einbezogen werden müssen. Denn sie sind Profis in eigener Sache.

Eine wichtige Rolle wird hierbei der – gemeinsamen – Evaluation der Prozesse und Tätigkeiten zukommen: wie diese von allen Beteiligten (vor allem von den Menschen mit Beeinträchtigung und ihren Angehörigen) wahrgenommen und bewertet werden, sollte im Mittelpunkt dieser Verfahren stehen. Eine kontinuierliche Beobachtung, Analyse und Modifikation dieser Abläufe muss somit zu den (dann hoffentlich in der Zukunft etablierten) inter- und transdisziplinären Aufgaben aller professionell Beteiligten aus dem Sozial- und Gesundheitswesen gehören.

Literatur

Adam, G. (2018): Grundlagen der Kommunikation. In: Rogall-Adam, R., Josuks, H., Adam, G., Schleinitz, G. (2018): Professionelle Kommunikation in Pflege und Management. 3. Aufl., Hannover: Schlütersche, 16–87.
Alter, U. (2018). Grundlagen der Kommunikation für Führungskräfte. Mitarbeitende informieren und Führungsgespräche erfolgreich durchführen. 2. Aufl. Wiesbaden: Springer.
Badische Zeitung (2019): Die Lörracher Kreiskliniken sensibilisieren sich für Menschen mit Behinderungen. In: https://www.badische-zeitung.de/die-loerracher-kreiskliniken-sensibilisieren-sich-fuer-menschen-mit-behinderungen 2019, o. S. (Zugriff am 02.01.2024).
Bourdieu, P. (1987): Die feinen Unterschiede. Kritik der gesellschaftlichen Urteilskraft. 4. Aufl. Frankfurt a. M.: Suhrkamp Verlag.
Brumlik, M. (2014): Interaktion und Kommunikation. In: Wulf, Ch., Zirfas, J. (Hrsg.): Handbuch Pädagogische Anthropologie. Wiesbaden: Springer, 215–225
Bundesministerium für Gesundheit (2023): https://www.bundesgesundheitsministerium.de/krankenhauslandschaft.html#:~:text=In%20unserem%20Gesundheitssystem%20haben%20Krankenh%C3%A4user,in%20Vorsorge%2D%20und%20Rehabilitationseinrichtungen%20erfolgen (Zugriff am 02.01.2024).
Drucksache 19/31069:192: Beschlussempfehlung und Bericht des Ausschusses für Gesundheit (14. Ausschuss) zu dem Gesetzentwurf der Bundesregierung – Drucksachen 19/28658, 19/29632, 19/29997 Nr. 1.10
Deutscher Caritas Verband e. V. (2021): Menschen mit Behinderung brauchen besseren und einfacheren Zugang zu medizinischer Versorgung. https://www.caritas.de/pressemeldungen-dcv/menschen-mit-behinderung-brauchen-besseren-und-einfacheren-zugang-zu-medizinischer-versorgung-54951501-3a8b-47cd-919f-b952662adf6a (Zugriff am 02.01.2024).
Dieckmann, F. (2021): Verständnis und empirische Erfassung von Barrieren aus ökologsicher Sicht. In: Schäfers, M., Welti, F. (Hrsg.): Barrierefreiheit – Zugänglichkeit – Universelles Design. Zur Gestaltung teilhabeförderlicher Umwelten. Bad Heilbrunn: Klinkhardt Verlag, 53–66.
Dörhöfer, P. (2019): Die Epilepsie brachte Heinrich Hoffmann an seine Grenzen. In: https://www.fr.de/wissen/epilepsie-brachte-heinrichhoffmann-seine-grenzen-13356973.html ges. 20.01.2022 (Zugriff am 02.01.2024).
Dux, G. (2027): Historisch-genetische Theorie der Kultur. Instabile Welten – Zur Prozessualen Logik im kulturellen Wandel. 4. Aufl., Wiesbaden: Springer.
Düsseldorfer Curriculum Medizin. Heinrich Heine Universität Düsseldorf (2023): Themen- und Studienblöcke: Düsseldorfer Curriculum Medizin. https://www.medizinstudium.hhu.de/duesseldorfer-curriculum-medizin/themen-und-studienbloecke (Zugriff am 02.01.2024).
Etrillard, S. (2007): Erfolgreiche Rhetorik für gute Gespräche. Paderborn: Junfermann Verlag.
Freitag, M. (2016): Kommunikation im Projektmanagement. Aufgabenfelder und Funktionen der Projektkommunikation. 2. Aufl., Wiesbaden: Springer.
Fritzsche, T. (2016): Souverän verhandeln. Psychologische Strategien und Methoden. 2. Aufl., Bern: Hogrefe Verlag.
Gergen, K. (2002): Konstruierte Wirklichkeiten. Eine Hinführung zum sozialen Konstruktionismus. Stuttgart: Kohlhammer.
Greving, H., Hülsmann, I. (2023): Gesprächsführung. Kommunizieren in psychosozialen Berufen. Stuttgart: Kohlhammer.

Greving, H., Ondracek, P. (2023): Handbuch Heilpädagogik. 4. Aufl., Köln: Westermann Verlag,

Greving, H., Hülsmann, I., Schedler, R. (2022): Die barrierefreie Klinik. Grundlagen und Konzeptbausteine. Stuttgart: Kohlhammer.

Greving, H., Ondracek, P. (2020): Heilpädagogisches Denken und Handeln. Eine Einführung in die Didaktik und Methodik der Heilpädagogik. 2. Aufl., Stuttgart: Kohlhammer.

Greving, H., Niehoff, D., Schöttler, L. (2020): Organisation, Verwaltung und Technologie. Köln: Westermann Verlag.

Harmsen, T. (2004): Die Konstruktion professioneller Identität in der Sozialen Arbeit. Theoretische Grundlagen und empirische Befunde. Heidelberg: Carl-Auer Verlag.

Hermes, G. (2006): Der Wissenschaftsansatz Disability Studies – Neue Erkenntnisgewinne über Behinderung? In: Hermes, G., Rohrmann E. (2006): Nichts über uns – ohne uns! Disability Studies als neuer Ansatz emanzipatorischer und interdisziplinärer Forschung über Behinderung. AG Spak, Neu-Ulm, 15–30.

Hickok, G. (2015): Warum wir verstehen, was andere fühlen. Der Mythos der Spiegelneuronen. München: Carl Hanser Verlag:

Hirschberg, M. (2021): Barrieren als gesellschaftliche Hindernisse – Sozialwissenschaftliche Überlegungen. In: Schäfers, M., Welti, F. (Hrsg.): Barrierefreiheit – Zugänglichkeit – Universelles Design. Zur Gestaltung teilhabeförderlicher Umwelten. Bad Heilbrunn: Klinkhardt Verlag, 23–35.

Hülshoff, T. (2005): Medizinische Grundlagen der Heilpädagogik. München/Basel: Ernst Reimhardt Verlag.

Hülsmann, I. (2022): Konzeptbaustein – Teil 1: (Heilpädagogische) Grundlagen im Praxisbezug Klinik. In: Greving, H., Hülsmann, I., Schedler, R. (2022): Die barrierefreie Klinik. Stuttgart: Kohlhammer Verlag. 59–101.

Karmasin, M., Rath, M., Thomaß, B. (2014) (Hrsg.); Kommunikationswissenschaft als Integrationsdisziplin. Wiesbaden: Springer.

Kautt, Y. (2019) Soziologie Visueller Kommunikation. Ein sozialökologisches Konzept. Wiesbaden: Springer.

Kirsch, S., Engelfried, U. (2017): Rechtliche Grundlagen bei Herausforderndem Verhalten. In: Grunik, G., Maier-Michalitsch, N. (Hrsg.): Herausforderndes Verhalten bei Menschen mit Komplexen Behinderungen. Düsseldorf: verlag selbstbestimmtes leben. 18–30.

Latour, B. (2002): Die Hoffnung der Pandora. Frankfurt a. M.: Suhrkamp Verlag.

Lebenshilfe e. V. (o. J.): Menschen mit Behinderung in der Nazi-Zeit. https://www.lebenshilfe.de/informieren/familie/menschenmitbehinderungindernazi-zeit ges., o. S. (Zugriff am 29.01.2022).

Leitner, K. (2013): Sehnsucht nach Sicherheit. Problemverhalten bei Menschen mit Behinderung. Düsseldorf: verlag selbstbestimmt leben.

Lobinger, K. (2019) (Hrsg.): Handbuch Visuelle Kommunikationsforschung Wiesbaden: Springer.

Loenhof, J. (2017): Kommunikation. In: Gugutzer, R., Klein, G., Meuser, M. (Hrsg.): Handbuch Körpersoziologie. Band 1: Grundbegriffe und theoretische Perspektiven. Wiesbaden: Springer, 51–56.

Maturana, H.R., Pörksen, B. (2002): Biologie der Realität. Frankfurt a. M.: Suhrkamp.

Maurer, M. (2016): Nonverbale politische Kommunikation. Wiesbaden: Springer.

Meier-Popa, O., Salamin, M. (2020): Accessibility und Universelles Design in der Bildung. SHZ, 26(10), 9–16.

Merten, K. (2013): Konzeption von Kommunikation. Theorie und Praxis des strategischen Kommunikationsmanagements. Wiesbaden: Springer.

Miller, W. R., Rollnick, S. (2015): Motivierende Gesprächsführung. 3. Aufl., Freiburg i. Br.: Lambertus Verlag.

Müller-Commichau, W. (2003): Müller-Commichau 2003, Verstehen und verstanden werden. Ethische Perspektiven in konstruktivistischer Pädagogik. Mainz: Matthias-Grünewald Verlag.

Nowak, R., Roither, M. (2016) (Hrsg.): Interne Organisationskommunikation. Theoretische Fundierungen und praktische Anwendungsfelder. Wiesbaden: Springer.

Ondracek, P. (2020): Personzentriertes Arbeiten in sozialen Berufen. Stuttgart: Kohlhammer.
Panfilova, S. (2017): »Einfache« Verhaltensauffälligkeiten oder Symptome einer Krankheit? In: Grunik, G., Maier-Michalitsch, N. (Hrsg.): Herausforderndes Verhalten bei Menschen mit Komplexen Behinderungen. Düsseldorf: verlag selbstbestimmtes leben. 31–38.
Paulus, M. (2010): Die Situation von Patientinnen und Patienten mit geistiger und mehrfacher Behinderung im Krankenhaus aus der Sicht von Einrichtungen. In: Bundesverband evangelische Behindertenhilfe e. V. (BeB) (Hrsg.): Patientinnen und Patienten mit geistiger und mehrfacher Behinderung im Krankenhaus – Problemlagen und Lösungsperspektiven. Dokumentation des Symposiums am 04.02.2010. Berlin, 35–38.
Reichsgesetzblatt 1933, Nr. 86. https://www.servat.unibe.ch/dns/RGBl_1933_I_529_G_erbkranker_Nachwuchs.pdf (Zugriff am 02.01.2024).
reimbursement.institute (2023): DRG https://reimbursement.institute/glossar/drg/ (Zugriff am 02.01.2024).
Remus, N. (2016): Emotionen als Gestaltungsvariablen eines integrativ-reflexiven Internen Kommunikationsmanagements. In: Huck-Sandhu, S. (Hrsg.); Interne Kommunikation im Wandel. Theoretische Konzepte und empirische Befunde. Wiesbaden: Springer, 179–197.
Rosa, H. (2019): Resonanz. Eine Soziologie der Weltbeziehung. 3. Aufl., Frankfurt a. M.: Suhrkamp.
Rossmann, C., Hastall, M. R. (2019) (Hrsg.): Handbuch der Gesundheitskommunikation. Kommunikationswissenschaftliche Perspektiven. Wiesbaden: Springer.
Schäfers, M., Welti, F. (2021): Vorwort. In: Schäfers, M., Welti, F. (Hrsg.): Barrierefreiheit – Zugänglichkeit – Universelles Design. Zur Gestaltung teilhabeförderlicher Umwelten. Bad Heilbrunn: Klinkhardt Verlag, 7–8.
Schuchardt, E. (2022): Gelingendes Leben. Krise als Chance für Person und Gesellschaft. Bielefeld: Bethel-Verlag.
Schulz von Thun, F. (2010): Miteinander reden 1. Störungen und Klärungen. 48. Aufl., Reinbek bei Hamburg: Rowohlt Verlag.
Schulz von Thun, F., Ruppel, J., Stratmann, R. (2005): Miteinander reden: Kommunikationspsychologie für Führungskräfte. 4. Aufl., Reinbek bei Hamburg: Rowohlt Verlag.
Siebert, H. (2005a): Die Wirklichkeit als Konstruktion. Einführung in konstruktivistisches Denken. Frankfurt a. M.: Westarp Verlag.
Siebert, H. (2005b): Pädagogischer Konstruktivismus. Lernzentrierte Pädagogik in Schule und Erwachsenenbildung. Weinheim/Basel: Beltz Verlag.
Simon, F. B. (2015): Einführung in Systemtheorie und Konstruktivismus. 10. Aufl., Heidelberg: Carl-Auer Verlag.
Sträter, O. (2021): Universal Design – Gestaltung der Zugänglichkeit von Arbeitssystemen für Menschen mit Behinderung. In: Schäfers, M., Welti, F. (Hrsg.): Barrierefreiheit – Zugänglichkeit – Universelles Design. Zur Gestaltung teilhabeförderlicher Umwelten. Bad Heilbrunn: Klinkhardt Verlag. 36–52.
Theunissen, G. (2017): Herausforderndes Verhalten bei Menschen mit Komplexer Behinderung. In: Grunik, G., Maier-Michalitsch, N. (Hrsg.): Herausforderndes Verhalten bei Menschen mit Komplexen Behinderungen. Düsseldorf: verlag selbstbestimmtes leben, 7–17.
Thummes, K. (2013): Täuschung in der strategischen Kommunikation. Eine kommunikationswissenschaftliche Analyse. Wiesbaden: Springer.
Tomasello, M. (2009): Die Ursprünge der menschlichen Kommunikation. Frankfurt a. M.: Suhrkamp Verlag.
Welti, F. (2021): Zum Verständnis von Barrieren und Barrierefreiheit aus rechtswissenschaftlicher Sicht. In: Schäfers, M., Welti, F. (Hrsg.): Barrierefreiheit – Zugänglichkeit – Universelles Design. Zur Gestaltung teilhabeförderlicher Umwelten. Bad Heilbrunn: Klinkhardt Verlag. 9–22.
Zaboura, N. (2009): Das empathische Gehirn. Spiegelneurone als Grundlage menschlicher Kommunikation. Wiesbaden: Springer Verlag.